中西医结合诊治前列腺
疾病常见知识问答

杨剑锋　著

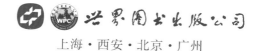

世界图书出版公司

上海·西安·北京·广州

图书在版编目（CIP）数据

中西医结合诊治前列腺疾病常见知识问答/杨剑锋著. —上海：上海世界图书出版公司，2022.10
ISBN 978-7-5192-9734-3

Ⅰ. ①中… Ⅱ. ①杨… Ⅲ. ①前列腺疾病-中西医结合-诊疗 Ⅳ. ①R697

中国版本图书馆 CIP 数据核字（2022）第 135387 号

书　　名	中西医结合诊治前列腺疾病常见知识问答
	Zhongxiyi Jiehe Zhenzhi Qianliexian Jibing Changjian Zhishi Wenda
著　　者	杨剑锋
责任编辑	李　晶
装帧设计	南京展望文化发展有限公司
出版发行	上海世界图书出版公司
地　　址	上海市广中路 88 号 9-10 楼
邮　　编	200083
网　　址	http://www.wpcsh.com
经　　销	新华书店
印　　刷	苏州彩易达包装制品有限公司
开　　本	889 mm × 1194 mm　1/32
印　　张	3.25
字　　数	100 千字
版　　次	2022 年 10 月第 1 版　2022 年 10 月第 1 次印刷
书　　号	ISBN 978-7-5192-9734-3/R · 631
定　　价	50.00 元

作 者 简 介

　　杨剑锋，男，中共党员，2006 年本科毕业于复旦大学上海医学院，硕士师从著名中西医结合专家张静喆教授，博士师从顾氏外科第四代传人、"上海工匠"陆金根教授，现任上海中医药大学附属龙华医院上南院区外科主治医师。长期从事中西医结合泌尿外科临床工作，在中西医结合治疗前列腺疾病方面积累了丰富的经验，以第一作者或共同通讯作者发表了 SCI 论文数篇，总影响因子超过 20 分。2019 年被中国抗癌协会泌尿男生殖系肿瘤专业委员会授予"MDT 卓学医师"称号。以第一发明人身份获得实用新型专利 2 项。先后三次获得龙华医院先进工作者，两次获得龙华医院十佳好事奖，一次龙华医院诚暖杏庭服务明星奖。2022 年上海新国际博览中心方舱医院医疗队成员。

序

前列腺疾病是泌尿男科疾病中最常见的病种，包括前列腺炎、前列腺钙化、前列腺增生、前列腺肿瘤等。目前市面上常见的是关于前列腺肿瘤的科普书籍，其他类型前列腺疾病的科普书籍相对较少，而非肿瘤疾病占据临床上前列腺疾病的绝大部分比例，因此，前列腺常见良恶性疾病科普书籍的出版非常有意义。

龙华医院顾氏外科在中西医结合诊治前列腺疾病方面积累了丰富的经验，针对前列腺常见良恶性疾病的治疗均取得一定的疗效。值此响应国家政策号召，普及医学常见科普知识之际，本人独立撰写了《中西医结合诊治前列腺疾病常见知识问答》一书以飨读者。

该书分为前列腺疾病的基础知识、前列腺疾病的诊断、前列腺疾病的治疗、预防和保健等四个章节，以问答的形式阐述了前列腺疾病的病因、病机、治法治则等内容，该书语言通俗易懂、知识涵盖范围广，能基本满足一般家庭对前列腺疾病常见知识的需求，适合作为家庭的常备科普丛书之一。

由于该书是第一版，又是个人独著，工作量较大，加上编写时间有限，本人虽参阅了多本相关文献和书籍，极尽所能，力求详尽而易懂，难耐知识水平有限，书中难免有错误和不足之处，望广大读者提出宝贵意见，不吝赐教，以便再版时修订。

杨剑锋

目　录

第一章
前列腺疾病的基础知识　001

1　什么是前列腺？　002
2　什么是前列腺的一二三四法则？　002
3　常见的前列腺疾病有哪些？　003
4　引起男性排尿症状的只有前列腺吗？不要冤枉了它　003
5　什么是良性前列腺增生？　004
6　什么是前列腺炎？　004
7　前列腺炎会传染吗？　005
8　性功能会受到慢性前列腺炎潜移默化的影响吗？　005
9　前列腺炎会不会影响生育？　006
10　什么是前列腺钙化？　007
11　什么是前列腺癌？　007
12　良性前列腺增生会发展成前列腺癌吗？　008
13　前列腺炎会转变成前列腺癌吗？　008
14　前列腺钙化会进展成前列腺癌吗？　009
15　前列腺直肠指检有什么意义？　009
16　秋季为何前列腺炎高发？　009
17　前列腺癌会传染吗？　010
18　前列腺癌会遗传吗？　010

19 前列腺癌是恶性，但并不是等于致命，如何
   "待机处理"？ 010
20 前列腺癌对生活有哪些影响？ 012
21 中医是如何认识前列腺的？ 012

第二章
前列腺疾病的诊断 013

第一节 良性前列腺增生的诊断 014

22 良性前列腺增生常见吗？ 014
23 哪些人容易发生良性前列腺增生？ 014
24 前列腺增生会有哪些严重后果？ 014
25 良性前列腺增生是怎么产生的？ 015
26 良性前列腺增生会有哪些表现？ 015
27 什么是 IPSS 评分表？ 015
28 如何速记 IPSS 评分表？ 017
29 如何为自己确诊患有良性前列腺增生？ 017
30 什么是膀胱残余尿？ 017
31 膀胱残余尿如何测定？ 017
32 如何巧排残余尿？ 018
33 什么是急性尿潴留？ 018
34 中医是如何诊断良性前列腺增生的？ 019

第二节 前列腺炎的诊断 020

35 前列腺炎常见吗？ 020
36 哪些人容易发生前列腺炎？ 020
37 焦虑自评量表（SAS） 020
38 手淫一定会导致前列腺炎吗？ 022

39　前列腺里面有没有细菌？　　　　　　　　　　　　　022

40　前列腺炎有"四杯法"和 NIH 分类，二者有何不同？　　023

41　前列腺炎是怎么产生的？　　　　　　　　　　　　　023

42　前列腺液检查有什么作用？　　　　　　　　　　　　025

43　尿分叉是前列腺炎吗？　　　　　　　　　　　　　　026

44　滴白不都是前列腺炎　　　　　　　　　　　　　　　027

45　前列腺炎会有哪些表现？　　　　　　　　　　　　　027

46　什么是 NIH-CPSI 指数？　　　　　　　　　　　　　028

47　如何解读慢性前列腺炎 / 慢性盆腔疼痛综合征
　　（CP/CPPS）的 UPOINT 分类？　　　　　　　　　028

48　怎样为自己确诊前列腺炎？　　　　　　　　　　　　028

49　中医如何认识前列腺炎？　　　　　　　　　　　　　029

第三节　前列腺癌的诊断　　　　　　　　　　　　　　　029

50　前列腺癌的进展如何有别于其他恶性肿瘤？　　　　　029

51　什么是诊断前列腺癌的"三大法宝"？　　　　　　　030

52　什么是前列腺特异性抗原 PSA？　　　　　　　　　　031

53　PSA 值上升的意义是什么？　　　　　　　　　　　　031

54　什么是游离 PSA？　　　　　　　　　　　　　　　　032

55　什么是 PSA 密度？　　　　　　　　　　　　　　　　032

56　什么是 PSA 速率？　　　　　　　　　　　　　　　　032

57　PSA 筛查的意义？　　　　　　　　　　　　　　　　033

58　哪些因素会干扰 PSA 水平的高低？　　　　　　　　　033

59　如何有效地进行 PSA 的筛查？　　　　　　　　　　　034

60　哪些人更容易患前列腺癌？　　　　　　　　　　　　034

61　前列腺癌会呈现哪些预兆和病症，以及如何诊断
　　前期的前列腺癌？　　　　　　　　　　　　　　　　034

62　经尿道前列腺切除术（TURP）后未发现前列腺癌，
　　可以同没有前列腺癌画等号吗？以后还会发生吗？　　034

63 前列腺电切术能够根治前列腺癌吗？ 035

64 如何确诊前列腺癌？ 035

65 前列腺穿刺活检有哪些适用范围？ 036

66 前列腺穿刺活检有哪些禁忌？ 036

67 前列腺穿刺的分类及优劣势？ 036

68 前列腺穿刺活检会引起癌细胞扩散加重前列腺癌吗？ 036

69 前列腺穿刺活检没有癌细胞可以作为排除指标吗？ 037

70 前列腺上皮内瘤变（PIN）可以确诊为前列腺癌吗？
为什么要再次穿刺？ 037

71 前列腺不典型小腺泡增生，就是前列腺癌吗？ 037

72 经尿道前列腺电切术（TURP）会导致癌细胞扩散吗？
对前列腺癌的后续治疗有何影响？ 038

73 前列腺电切术后对尿道的改变？ 038

74 什么是前列腺癌的 Gleason 评分和分组系统？ 039

75 前列腺穿刺已经证明是前列腺癌了，为什么还要做
许多其他检查？ 040

76 什么是前列腺癌分期？ 041

77 前列腺癌一旦突破包膜就是晚期了吗？ 044

78 前列腺癌的转移途径有哪些？前列腺癌最易发生
什么部位的转移？ 045

79 中医是如何诊断前列腺癌的？ 045

第三章
前列腺疾病的治疗

047

第一节　良性前列腺增生的治疗

048

80 前列腺增生是不是必须治疗？ 048

81 良性前列腺增生（BPH）有哪些治疗方法？ 048

82 我吃药治疗前列腺增生效果很好，为什么还要复查？ 049

83 医生为什么说前列腺增生暂时不宜手术，
要先进行膀胱造瘘？ 049

84 前列腺增生的手术适应证？ 050

85 前列腺增生的治疗可以不用动手术吗？ 050

86 哪些良性前列腺增生（BPH）患者可以接受手术
微创治疗？ 050

87 前列腺增生有哪些手术医治方法？ 051

88 前列腺电切术后有哪些事项需要谨记？ 051

89 前列腺增生的手术会造成不育吗？ 052

90 良性前列腺增生（BPH）的术中风险和并发症主要
有哪些？ 053

91 良性前列腺增生（BPH）的中医治疗原则是什么？ 053

第二节 前列腺炎的治疗 054

92 慢性前列腺炎为什么不易治愈？ 054

93 慢性前列腺炎都有治疗的必要吗？ 055

94 应该如何配合慢性前列腺炎的医治？ 055

95 急性细菌性前列腺炎（ABP）如何抗感染治疗？ 056

96 ABP 什么时候需要手术治疗？ 056

97 ABP 中医治疗？ 056

98 慢性细菌性前列腺炎（CBP）如何抗感染治疗？ 056

99 CBP 局部治疗有哪些？ 057

100 CBP 的中医医疗方式？ 057

101 慢性前列腺炎 / 慢性盆腔疼痛综合征（CP/CPPS）
对症医疗有哪些？ 057

102 CP/CPPS 如何抗感染治疗？ 058

103 CP/CPPS 的其他治疗有哪些？ 058

104 CP/CPPS 中医医治有何特色？ 058

105　前列腺炎可以通过手术根治吗？ 059

第三节　前列腺癌的治疗 060

106　前列腺癌能不能预防？ 060
107　前列腺癌主要的治疗方法有哪些？ 061
108　前列腺癌根治术的术中风险和术后重要的并发症有哪些？ 062
109　哪些患者可以接受前列腺癌根治术？ 062
110　出院后有哪些注意事项？ 063
111　前列腺癌根治术的手术成功率有多少？ 063
112　如果根治术失败还能选择什么治疗？ 063
113　前列腺癌放化疗后影响性生活吗？ 063
114　如何认识前列腺癌治疗中的放射治疗？ 064
115　体外放射治疗有何后遗症？ 064
116　放射性粒子种植治疗后对家人有危害吗？
　　　放射性粒子种植治疗后该如何随访？ 064
117　什么是三维适形放疗？ 065
118　前列腺癌手术或放疗后为何要定期随访？ 065
119　什么是内分泌治疗？ 066
120　前列腺癌药物去势治疗适用于什么情况？ 067
121　手术去势和药物去势哪个更好？ 067
122　内分泌治疗的不良反应有哪些？该如何处理？ 067
123　什么是新辅助内分泌治疗？ 070
124　前列腺癌可以单吃抗雄激素药物治疗吗？ 071
125　激素治疗的不良反应？ 072
126　如何有效地撤销抗雄激素药物？ 072
127　什么是化疗？哪些患者需要接受全身化疗？ 073
128　前列腺癌常用的化疗药物有哪些？ 074
129　化疗的严重毒性和不良反应有哪些？ 074
130　中医治疗前列腺癌有哪些优势？ 075

第四章
预防和保健 077

131　如何进行日常饮食保健，防范良性前列腺增生？　078
132　如何进行日常饮食保健，防治前列腺炎？　079
133　预防前列腺炎的复发有何良策？　079
134　如何调整慢性前列腺炎患者的心理？　080
135　前列腺定期保健：前列腺按摩　081
136　前列腺癌患者为什么要坚持随访？　082
137　前列腺癌患者该如何随访？　082
138　患了前列腺癌以后，应如何保持良好的心态？　083
139　前列腺癌患者的生活习惯该如何改善？　083
140　体育锻炼对前列腺癌患者的意义如何？
　　　多大的锻炼强度比较合适？　083
141　老年男性如何避免前列腺癌的危害？　084
142　何进行日常饮食保健，防治前列腺癌？　084
143　低脂饮食如何实现？　086

第一章

前列腺疾病的基础知识

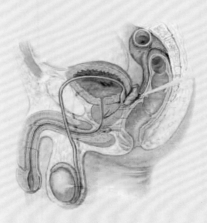

1 什么是前列腺?

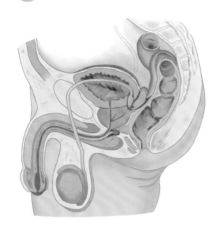

图 1-1 前列腺的解剖位置

前列腺是男性特有的器官,是男性最大的附属性腺。它像护卫一样守卫在膀胱的前面,所以称为"前列腺"(图1-1)。它位于膀胱颈口至阴茎根部之间,包绕着尿道后段,正常前列腺只有板栗样大小,重量12~15 g,由于其解剖位置的特殊性,常不为人们所熟知。但是,它对人体的作用却至关重要。首先,它可以产出前列腺液,前列腺液作为精液的紧要构成部分,对维护精子的活力及其生理功能非常关键,给生育带来很大的帮助;其次,前列腺内富含 5α 还原酶,可以将睾酮进一步代谢为双氢睾酮,双氢睾酮比睾酮更具备活性,它可以保持生精、促进生殖器官发育、保持适当的性欲、推动蛋白质合成;再次,前列腺包绕尿道周围,参与尿道内括约肌肉的组成,控制尿液的排出;最后,前列腺内有尿道以及射精管从中通过,射精时,前列腺以及精囊腺的肌肉同时紧缩,将输精管及精囊腺中储存的精液经过射精管挤压进入后尿道,然后射精于体外。前列腺周围有成串的神经以及血管束,神经分布在两侧,控制阴茎勃起,任何导致这些神经受损的疾病,都有可能出现男性的勃起功能障碍。

2 什么是前列腺的一二三四法则?

男性前列腺有 1 个管腔状腺体、前后径 2 cm、纵径 3 cm、横径 4 cm 即为前列腺的一二三四法则,可经肛门指检。

③ 常见的前列腺疾病有哪些？

前列腺在不同的年龄阶段出现的症状是有差异的。儿童期由于前列腺发育迟缓，故发病不多；从青壮年开始前列腺疾病的发病率快速增加，但是不同阶段的疾病类型有所区别。青壮年时期，多为前列腺的急慢性炎症；老年人，由于睾丸功能的减退，体内雄激素水平下降，反而前列腺炎的发病率不高，但是良性前列腺增生症的发病显著增多。50～60 岁的男性有一半以上呈现病理学上的良性前列腺增生，80 岁时，90% 左右的老年男性会患有良性前列腺增生。前列腺癌也是老年男性的较为多见的前列腺疾病，该疾病在西方发达国家的患病情况相对较多，我国患病相对偏低，但是在上海等东部沿海经济相对发达的地区，近十几年来前列腺癌的发病率已经开始迅速升高。除此之外，前列腺疾病还包括结石、钙化、结核、肉瘤等疾病。

④ 引起男性排尿症状的只有前列腺吗？不要冤枉了它

男性的泌尿系统包含许多器官，其中下尿路包含膀胱、前列腺和尿道，与排尿异常直接有关。正常情况下，膀胱接受肾脏分泌出的尿液后，并不立即排出，而是先储存起来，当膀胱内尿液达到一定容量，就会将排尿的信息，通过神经系统传递至人类的大脑，大脑经过分析、判断环境何时适合排尿时向下尿路的器官发出指令，通过膀胱缩紧前列腺及括约肌部位的松弛，将尿液经过尿道排出体外。除了要求下尿道保持通畅，还需要神经系统功能保持完整。膀胱能够产生一定压力，以膀胱逼尿肌收缩，膀胱和尿道括约肌的松弛相互协调，因此出现的排尿症状并不一定就是前列腺生了病。

膀胱疾病：膀胱颈挛缩是一种常见的疾病，患者的膀胱出口位置，因为各种原因形成的瘢痕使得尿液不能顺利流出，造成排尿困难。膀胱炎、膀胱内结石、异位、肿瘤也会引起排尿的刺激症状及尿频、尿急、尿痛。

尿道疾病：同膀胱颈相似，尿道在慢性炎症的刺激下也会形成瘢痕，临床上称为尿道狭窄。狭窄的尿道就会限制尿液流经尿道的速度，从而表现出排尿费力的症状。其他如尿道瘢痕、憩室、结石、肿瘤、息肉、异物、炎症都会影响排尿的畅通。

另外，虽然膀胱、前列腺、尿道都正常，但由于排尿的感觉和运动神经通路障碍会使排尿信号不能正常传送到大脑，大脑也不能很好的控制下尿路器官，而出现排尿症状。医学上常见的是神经源性膀胱，在控制排尿的神经系统通路上，任何一个部位发生异常都会神经源性膀胱的出现，而根据这临床部位的不同产生不同的排尿症状。

5 什么是良性前列腺增生？

良性前列腺增生（BPH）是中老年男性组织学上前列腺间质、腺体成分的增生和解剖学上前列腺的增大（BPE）（图1-2），以及尿动力学上的膀胱出口梗阻（BOO），伴随出现下尿路症状（LUTS）为特征的一种疾病。

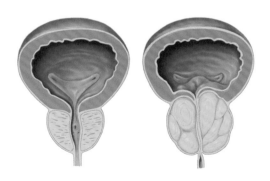

图1-2 增生的前列腺与正常前列腺对照

6 什么是前列腺炎？

中青年男性更容易出现前列腺炎，属于炎症范畴。临床症状以膀胱刺激征为主（尿频、尿急、尿痛），急性期的表现以发热和排尿灼热疼痛为主，也会临时出现血清前列腺特异性抗原（PSA）值的升高，往往在抗炎治疗后，症状会消退，而 PSA 也可快速恢复正常。前列腺炎的高危因素有许多，如喝酒和辛辣饮食，改变这些饮食习惯，对前列腺健康很有帮助。

7　前列腺炎会传染吗？

前列腺炎属于性病吗？会通过性生活传染吗？

首先，大肠埃希菌致疾的前列腺炎，无论急性还是慢性多不是性病。虽然患者的精液中也许能够含有，但由于女方阴道内有较强的抵御外来细菌侵染的能力，性生活不会传染。慢性前列腺炎患者的精液、前列腺液中大多查不到明确的致病微生物，多属慢性非细菌性前列腺炎，更谈不上通过性生活传播和性病了。

然而，由淋病双球菌、支原体、衣原体或者滴虫和霉菌引起的慢性前列腺炎，属复杂性前列腺炎。致病菌为淋球菌、支原体、衣原体的，应归入性病范围。上述情况的致病微生物，是可以通过性生活传播给女方的，女方沾染后会出现阴道炎症，因此在治疗前期应避免性生活，如果女方是传染源，应夫妻同时进行医疗诊治。慢性前列腺炎临床干预疗效理想，病原菌常在 20 天左右被抑制。如果感染菌培养为阴性，即使症状没有好转，也不会通过性生活传播。

8　性功能会受到慢性前列腺炎潜移默化的影响吗？

慢性前列腺炎一般不会影响阴茎勃起的神经和血管。但是，慢性前列腺炎会出现尿频、尿急、尿道灼痛，睾丸阴囊坠痛、小腹及会阴部不适等症状，进而会潜移默化患者性生活时的感受。在性激动前列腺充血时，慢性前列腺炎会出现局部疼痛，疼痛剧烈时常与高潮同时出现，或者射精后出现。一些患者在性生活后还会发生前列腺、精囊疼痛以及肛门、会阴部不适的感觉，时间长了会影响患者性生活体验感，最终因为躯体和心理的多重因素，对性功能有一定的影响。一般并不会出现阳痿。此外，内分泌——男性激素的调节作用也非常重要。生殖器官解剖构造、神经、血管和内分泌不会因慢性前列腺炎出现改变，也就不至于出现阳痿。但由于病情的迁延、性医学知识的缺乏、加上对自我形象的否定，产生焦虑的情绪，特别是不了解本病性质的患者，会怀疑自己性功能有障碍，继而影响人事，甚至发生勃起功能障碍。部分前列腺炎患者对性生活"思"而生畏，一方面害怕射精后难忍的疼痛；另一方面害怕前列腺炎会携带细菌由精液感染女方，甚至出现前列腺炎患者禁欲的错误思想，久而久之对性生活畏惧甚至厌恶，使性生活次数下降，性功能受到影响，引发心理性勃起功能障碍。

因慢性前列腺炎的影响而长期中止性生活并不提倡，除了急性前列腺炎的发作期以及前列腺液内有大量细菌的时候，定期有规律的性生活反而对前列腺炎的治疗有益。通过每次性生活和排精，能够将前列腺内部淤积的前列腺液排出，起到为前列腺"打扫卫生"的作用，而适当和谐的性生活也有利于消除性紧张，放松前列腺减少充血的出现。对于害怕致病菌传染的，可以使用避孕套来有效的预防。

总之，慢性前列腺炎不会潜移默化患者的性生活，但其病症对患者造成的心理和躯体影响，会对患者性生活的体验形成一定的负面影响。因此，正确的认识疾病，保持良好的性心理，维持一定频度的性生活，不仅患者的性生活不受到前列腺炎的影响，而且从某种意义上讲，也具有辅助治疗的作用。

 前列腺炎会不会影响生育？

不孕症是指育龄夫妇婚后同居三年以上，有正常性生活，未用避孕措施而女方不能怀孕。常见的原因：生殖器官先天性发育异常；遗传性疾病；内分泌异常影响生精；精子自身免疫反应活力丧失；高温环境、辐射病、化学品及重金属等影响生精功能的外界因素；生殖器感染；输精道阻塞、精索静脉曲张以及部分生殖系统肿瘤；性功能障碍；心理因素及过分劳累，长期不同房及性常识不足。最终影响了精子生成和进入阴道，甚至影响了精子的质量，使受孕概率降低。

前列腺炎与不孕症的关系：大量的致病微生物存在于前列腺液中，细菌毒素和炎性分泌物影响精子的功能，降低了卵子的受孕；前列腺液的 pH 酸碱度及其中的物质与生殖过程关系密切，可以保护精子，促进精子与卵子结合，炎症情况下会影响精子的生存和受孕能力；慢性前列腺炎造成前列腺液的分泌量降低，精液量也下降，改变了精液的黏度，同样减少精子的存活和受孕；慢性炎症持续存在，有产生抗精子抗体的可能，出现无精子症，引起不孕；心理压力过大影响性生活这也是形成不育的一个缘故。

虽然生育受到了慢性前列腺炎的潜移默化，但事实上，慢性前列腺炎患者既有正常的性功能，也具有良好的生育能力。因此，只要规范治疗，不会影响生育。

⑩ 什么是前列腺钙化？

前列腺钙化是男性常见的一类前列腺病变，发病年龄 40～60 岁，由于患者无典型的症状和体征，一般都是在前列腺疾病及泌尿系统其他疾病经影像学检查发现的，前列腺钙化容易引起前列腺炎症反复发作，因此，一经发现应当及时治疗。

⑪ 什么是前列腺癌？

前列腺癌是前列腺腺泡细胞异常无序生长的结果。其中腺癌占前列腺癌的 95% 以上，前列腺癌的进展往往按照一定的次序：受限于前列腺内→突破至前列腺包膜→突破前列腺包膜→侵入精囊腺→转移至邻近区域淋巴结→转移至骨骼和其他脏器。神经内分泌癌或称为小细胞未分化癌是另一种重要的前列腺癌类型，可能起源于神经内分泌细胞而非前列腺腺体。这类前列腺癌出现转移和播散时间较早，但并不引起前列腺特异抗原（PSA）值升高，化疗效果不错。此外，还有一些不多见的恶性肿瘤，如横纹肌肉瘤、平滑肌肉瘤、恶性神经鞘（膜）瘤、恶性间质瘤，以及其他器官的恶性肿瘤转移至前列腺。这些肿瘤患者的血清 PSA 值不增高，肿瘤体积通常较大，容易压迫局部邻近脏器，大都以排尿和（或）排便困难就医时发现。

12 良性前列腺增生会发展成前列腺癌吗？

前列腺增生和前列腺癌是两种疾病，虽然发病部位都是前列腺，但前列腺增生一般不会发展成前列腺癌的。首先二者生出的部位不同，前列腺增生位于前列腺中央区域的移行带，而前列腺癌则位于前列腺的外周带，在解剖部位上有很大的差别。其次两种疾病的病理进程有差异，当下研究表明，在雄激素的作用下病理性前列腺癌有朝着临床前列腺癌转变的可能，并未发现良性前列腺增生朝着前列腺癌转化的依据。值得注意的是，前列腺增生和前列腺癌是可以共同发病，切不可因为有良性的前列腺增生不会转变成前列腺癌，就意味着不会长癌，仍有约 10% 前列腺癌会出现在前列腺移行带，这也是为什么会在前列腺增生手术后的标本中发现前列腺癌。因此，老年男性不足以因为排尿症状就认定是前列腺增生，切记需要前往正规医院的泌尿外科检查排除前列腺癌可能。

13 前列腺炎会转变成前列腺癌吗？

前列腺炎和前列腺癌是两个性质的疾病，前列腺炎不会进展成前列腺癌，首先二者的性质不同，前者为前列腺的炎症属慢性、良性疾病，后者为前列腺组织的癌症属恶性病变，一旦发现急需治疗的。前列腺炎发病的早期所表现出来的症状同前列腺癌非常相似，会出现尿频尿急尿痛等情况，因此对于前列腺炎的筛查以及前列腺癌的鉴别诊断尤为重要。

14 前列腺钙化会进展成前列腺癌吗？

前列腺钙化和前列腺癌之间是存在差异的，通常来说是没有必然联系的，前列腺钙化是不能转变成前列腺癌的，首先是病变位置的不同，前列腺钙化一般出现在前列腺的内侧腺体，而前列腺癌则一般出现在前列腺的外周带；其次，前列腺钙化的成因为既往的炎症导致钙盐沉积引起钙化，与前列腺癌成因无直接联系。

15 前列腺直肠指检有什么意义？

前列腺癌的患者，前列腺直肠指检还能明确肿瘤的局部侵犯情况，如肿瘤是否侵犯直肠、精囊腺和膀胱颈部，是决定前列腺癌临床分期和后续治疗方式的重要评判依据（图1-3）。因为前列腺癌大都位于前列腺的外周带，通过直肠指检对早期诊

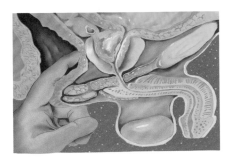

图1-3　前列腺直肠指检图

断和分期有很大的帮助。由于血清 PSA 值在直肠指检后会出现波动，时间上抽血检测 PSA 应优先于直肠指检。我们建议每年的直肠指检最好都由同一位医生进行，这样有助于医生经前后比较发现前列腺的细微变化。直肠指检的限制于对前列腺后壁情况的感知，而前列腺深部及前壁的肿瘤无法触及，因此我们需要血清 PSA 检查来弥补其不足。

16 秋季为何前列腺炎高发？

秋季气温下降，刺激交感神经兴奋性，出现前列腺腺体紧缩、腺管和血管扩大，形成慢性充血。慢性充血引起尿道内压增大，进一步发展成逆流，加剧了前列腺液的蓄积，致使男性前列腺出现病

变。加之秋天天气相对偏干，机体尿量下降，尿道接受不了正常的冲洗，致使前列腺疾病发病率增高。另外，许多男性朋友在夏天以啤酒加烧烤为主，足以对前列腺形成极大的伤害，以至于部分男性出现泌尿系统疾病。此时细菌更易侵犯前列腺，使男性患上前列腺疾病。在外因温度的刺激下，前列腺疾病的症状会愈发加剧。

17 前列腺癌会传染吗？

前列腺癌在日常生活中并不是通过接触或者性生活传播，因此对于患者隔离及分开饮食并没有必要。但在前列腺癌未治愈之前不建议患者参与献血活动。

18 前列腺癌会遗传吗？

当前研究显示，前列腺癌是会有在家族内遗传的可能。在美国，前列腺癌患者中有 25% 的患者与家族遗传性相关，遗传性前列腺癌占 19%，家族性前列腺癌占 81%。遗传性前列腺癌是指孩子接受到来自爸爸的特定的致病基因，或者由外公遗传给妈妈，再由妈妈遗传给孩子。由于该基因可以遗传给女性后代，因此溯源追查的时候应当包括外祖父、舅舅和表兄弟。患有遗传性前列腺癌患者近亲出现该病是寻常人的 8 倍。年龄也与前列腺癌的发病有着紧密的关系，在 55 岁以前被诊断为前列腺癌的患者中，约 43% 的是遗传性肿瘤。前列腺癌发现的年龄越早、父辈前列腺癌的比例越多，其兄弟患前列腺癌的可能性也高。因此对于前列腺癌的筛查最好在 40 岁开始，同时注意饮食习惯、加强锻炼，实现对前列腺癌的早期预防和发现。

19 前列腺癌是恶性，但并不是等于致命，如何"待机处理"？

在众多癌症中，前列腺癌是非常特别的，具备亚临床情况，其他恶性肿瘤如胃癌、肺癌，一旦确诊后不实施任何诊治，随着肿瘤的发展，迟早会危害患者的生命。而前列腺癌则不同。前列腺癌偏爱于老年人，在七八十岁男性中，半数人群的前列腺里都出现癌细胞了。但有一个特殊的情况，前列腺癌并不是患者最后死亡的原因。意料之外的是，患者能够较好地同前列腺里的癌细胞共存。这即是，对部分人来说，他们的生命并不会因为前列腺癌而受到威胁。万一并没有因为相关原因确诊出来前列腺癌，可能他们永远不会知道自己患有这种疾病。

医学家认为，对一些早期前列腺癌患者可以不实施任何干预，只是随访疾病的变化进展，在合适的时间进行治疗，同时对这类没有治疗的治疗，称为前列腺癌的"待机处理"。

早期前列腺癌哪些需要治疗，哪些不需要治疗。需要具体分析肿瘤的临床分期分化程度、患者的身体状况和预期寿命以及社会经济情况。比如 Gleason 2～4 分的偶发癌（在行经尿道增生前列腺汽化电切术或者增生前列腺腺瘤摘除术的病理标本中发生的前列腺癌），临床分期为 T1a 期的高分化前列腺癌。不管年龄如何，都可以考虑"待机处理"，但不可以掉以轻心。因为在早期前列腺癌的生长过程中恶性程度会不断升高，如果观察到肿瘤进展，可能对患者有潜在危险，仍需及时治疗。对这些"待机处理"患者，我们建议严密随访，每三个月到半年，需要进行一次全面的评估病情，适当的调整治疗方式。

肿瘤患者的年龄也是一个决定诊治计划的重要因素。我们发现年龄不足 65 岁的患者如果不进行治疗，最终多数会被前列腺癌带走生命。基于，年龄不足 70 岁、预期生存期超过 10 年的局限性前腺癌患者，应当彻底治疗，以防后患。而如果年龄大于 80 岁，尤其伴有心血管疾病的患者，如果预期生存期小于 10 年，且处于前列腺癌早期，多数是可以采取"待机处理"的。

综上所述，临床上早期前列腺癌立即手术不是第一要务，概括分析患者的年龄、一般身体情况、肿瘤分化程度及分期等状况，部分患者实行"待机处理"是可行的。

20 前列腺癌对生活有哪些影响？

前列腺癌的发现不仅影响着患者本人，出现焦虑、紧张、惶恐、无助的情绪，同时会给家人带来负面情绪的影响，对于癌症的治疗，也会给家庭经济造成极重的负担。然而也正是因为疾病使得一家人可以更加紧密的团结在一起，相互帮助、相互开解共同参与到癌症的治疗中去。

21 中医是如何认识前列腺的？

前列腺属中医的精室，生理特性属奇恒之腑。前列腺可生成和储藏精气，有满而不实的特征，肾主精生髓，主生殖，二者关系密切；同时前列腺也需要定期排泄，具有实而不满的特性，肝主疏泄，肝气调达疏泄有度，前列腺有赖于肝气调达。因此对于前列腺的治疗可以辅以补肾疏肝。

第二章

前列腺疾病的诊断

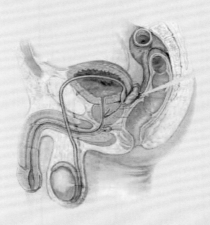

第一节　良性前列腺增生的诊断

22 **良性前列腺增生常见吗?**

良性前列腺增生在泌尿外科是较为多见的疾病。一般是指前列腺体积的增大，属于良性病变，良性前列腺增生主要与雄性激素和年纪的增长有关系，睾丸分泌睾酮会刺激前列腺体积增大，伴随年纪的增长，前列腺大小也会增加，最终挤压尿道出现下尿路症状。

23 **哪些人容易发生良性前列腺增生?**

前列腺增生在老年中容易发病。人到老年脏腑功能减退，是引发良性前列腺增生的首要原因，中医认为是脾肾不足，对水液的运化能力下降，气化功能降低，造成水液的停留，从而出现相关的良性前列腺增生的表现。

24 **前列腺增生会有哪些严重后果?**

前列腺增生本身不是恶性疾病，不会危及生命，但是如果任由其发展，会有许多并发症并产生严重后果，甚至出现全身感染、肾功能衰竭而致命。前列腺居于膀胱之下，尿道穿行其中。前列腺增生会使尿液无法在尿道中畅行排出，使得小便留积在膀胱中，久而久之会出现第一个并发症——尿潴留，尿潴留分为急性和慢性，慢性尿潴留会使得膀胱内的压力逐渐升高，最后沿着输尿管向上行到肾脏，危害肾脏。急性症状更为突出，短时间内膀胱内尿液会迅速增加，甚至把膀胱胀破。

膀胱残余尿的存在渐渐引发第二个并发症——尿路感染，主要表现为尿频、尿急、排尿突然困难并严重，加上排尿出现疼痛，严重时有腰痛和发热。如果不去处理，只是简单的服药控制，可能会延误前列腺增生的治疗，导致反复感染和尿潴留，最终使膀胱功能受到破坏。组织学炎症在 BPH 穿刺或手术标本中有 49.5%～100% 被检出的可能。

第三个伴随症状是膀胱结石，同样与膀胱内尿液残留有关。是尿液中尿酸结晶和钙离子沉积而成。典型症状为体位性排尿困难。治疗时不能单纯单纯的击碎结石就可以，还要解除前列腺增生所造成的梗阻。这一病因同时也是结石形成的基础。因此，发生膀胱结石首先应解除尿路梗阻治疗前列腺增生。

最后，前列腺增生也不单单出现排尿异常。老年人患有疝气或痔疮，也考虑是前列腺增生引起。长久的前列腺增生出现排尿困难，使劲排尿时腹部内压力增大，最终致使痔疮和疝气的形成。因此，在治疗之前，首先应当进行前列腺增生的治疗。

25 良性前列腺增生是怎么产生的？

当下良性前列腺增生的原因基本认为和两个因素有关：年龄和有功能的睾丸。年龄增加的同时，前列腺体积会逐渐变大，同时受激素的影响，激素水平的波动和平衡被打破也是良性前列腺增生的主要因素。

26 良性前列腺增生会有哪些表现？

良性前列腺增生的临床表现可以分成 3 期：
储尿期：尿频、尿急、尿失禁以及夜尿次数变多。
排尿期：排尿踌躇、排尿困难以及间断排尿。
排尿后：尿不尽、尿后滴沥。

27 什么是 IPSS 评分表？

IPSS 评分表即国际前列腺症状评分表，针对排尿症状的 7 个题目，按照最终的总分来明确患者疾病状况。涉及排尿不尽感、排尿之后 2 小时又要排尿、排尿期间出现中断又继续的现象、排尿不

表 2-1 IPSS 评分表

在过去1个月中有无以下症状	无	5次中少于1次	5次中少于半数	5次中大约半数	5次中多于半数	5次中几乎每次	评分
是否经常有尿不尽感	0	1	2	3	4	5	
两次排尿间隔是否经常小于2小时	0	1	2	3	4	5	
是否曾经有间断排尿	0	1	2	3	4	5	
是否有排尿不能等待	0	1	2	3	4	5	
是否有尿线变细	0	1	2	3	4	5	
是否需要用力及使劲才能开始排尿	0	1	2	3	4	5	
从入睡到早起一般需要起来排尿几次	无	1次	2次	3次	4次	5次	
IPSS 总分							

能憋住、尿线变细、排尿费力、晚上睡后排尿多少。以 0～7 分为轻度，8～19 分为中度，20～35 分为重度。

28　如何速记 IPSS 评分表？

尿频、尿急、尿不尽、尿细、夜尿、尿中断、排尿困难。3721 法则：三度，第一度 7 分为界，第三度的起始界限是 21 四舍五入为 20。

29　如何为自己确诊患有良性前列腺增生？

结合 IPSS 评分及相关临床症状。在 IPSS 评分的基础上，伴随下尿路症状，包括储尿期和排尿期症状。

30　什么是膀胱残余尿？

膀胱残余尿是人体排尿结束后，仍有一些尿液残存在膀胱中。正常人的膀胱容量为 300～350 mL，超过 350 mL 会出现排尿反应，是膀胱内的尿液排出体外，正常的膀胱排尿后不会出现尿液残留或小于 10 mL 尿液残留。超过正常值则考虑前列腺增生及泌尿系统梗阻，建议完善检查，明确病因。

31　膀胱残余尿如何测定？

前列腺增生的患者，增大的腺体过分挤压了尿道，排尿时尿液穿过尿道的阻力就会增大，在这类情况下，我们的机体还能够调动膀胱逼尿肌加大力道，以克服增大的尿道阻力，尽力使尿液排空，因此前列腺增生的初期残余尿是可以不会出现的，然而梗阻的严重，尿道的阻力大于的泌尿系的承受范围。从而出现残余尿，一般觉着残余尿达到 50～60 mL，就意味着膀胱逼尿肌处于超负荷状态，即失代偿状态。故残余尿的出现也是前列腺增生进展到相对危重阶段的一个指征，假使无法给予对应的处理，残余尿有慢慢增多的趋势，部分患者残余尿达到几百毫升乃至上千毫升。这时即便改变了膀胱出口梗阻的情况，膀胱功能也不易达到正常。由此可见，残余尿多少的测量，对下尿路梗阻的程度和膀胱逼尿肌的功能评判至关重要。B超测量操作易行，患者无不适，对人体没有伤害。通过B超测出膀胱的三个径线，然后按照追源头计算公式算出膀胱体积，因为采用的是支原体计算公式，而只有当测残余尿量较多时，膀胱的形状在剪线椭圆体，因此准确性较差，尤其是残余尿量较少。导尿法，患者排尿结束后，自行插入导尿管，收集膀胱里剩余的尿量，比B超更准确，但插入导尿管会感到不适，同时有发生尿路逆行感染的可能。膀胱镜法排尿之后实施检查，插入膀胱镜后测算膀胱流出的尿量。B超检查测算残余尿时，检查时应努力将尿液排尽，在排尿之后需立刻检查，不可延误，以缩小误差。其次，残余尿量在不同时间、不同排尿状态下，可能会出现一定的波动，因此，在检查前排尿要注意尽量避免心情紧张等影响因素，尽量通过数次测算取平均值才可体现客观真实水平。最后，虽然残余尿能够在一定程度上反映膀胱功能，但其具体素质并不与膀胱功能有明确的量化相关性，应注意动态的随访，最好每隔几个月做一次B超检查。

32 如何巧排残余尿？

男性由于尿道长的原因，多数人出现尿后提起裤子，还会有几滴尿液滴出的困扰，这实则是残余在尿道内的小便未能尽力排干净造成。1个小技巧：小便结束后，用手指在阴囊与肛门之间的会阴部位向前稍微压迫一下尿道，残余在膀胱中的尿液也就能够顺利地排干净。

33 什么是急性尿潴留？

膀胱内尿液无法排尽称为尿潴留。尿液全部停留在膀胱为完全性尿潴留，排尿后膀胱内仍有部分尿液为不完全性尿潴留，尿潴留急性发作即为急性尿潴留。往往伴随排尿不能排空膀胱，引起下腹胀痛难忍的症状。

一、药物作用：一些治疗其他疾病的药物可能会诱发急性尿潴留，α1受体阻滞剂能够松弛前列腺内部张力，降低尿道压力。相反，有一种 α 受体兴奋剂却可以增加尿道部的压力，常见治疗感冒症状的药物就有此成分，因此服用感冒药后可能诱发急性尿潴留。与此类似的另一类药品称为胆碱能受体阻滞剂，主要用于肠道痉挛、肾绞痛，这类药品能够降低膀胱的收缩力，服药后造成的急性尿潴留。

二、一些泌尿外科相关的检查或者操作会引起急性尿潴留，前列腺按摩或者经肠道超声引导下前列腺穿刺等检查，然后引起急性尿潴留，这些操作直接导致了前列腺的水肿，加大了尿道压力而致。还有一种情况就是 BPH 患者因为其他疾病需要手术，在麻醉后逼尿肌功能恢复较慢，排尿时膀胱内压力降低，也可以引起尿潴留，都是属于医源性尿潴留。

三、其他疾病引起急性尿潴留：脑梗死，脑血栓等中枢性疾病刺激排尿中枢，这会直接破坏排尿的协调性，常招致急性尿潴留。而便秘、盆腔内感染等疾病会引发盆腔充血，前列腺水肿，膀胱功能下降同样会出现尿潴留。

四、不良生活习惯及其他：饮酒久坐容易造成盆腔充血，尿道压力加重。有些患者经常性的憋尿，这会致使膀胱内尿液蓄积过度，逼尿肌压力减退从而进展成急性尿潴留。天气骤然变冷，如不能做好防寒保暖工作，人体的神经系统会出现应急反应，导致尿道压力增高，膀胱逼尿肌肌力下降，直接引起尿潴留。

34 中医是如何诊断良性前列腺增生的？

中医觉得良性前列腺增生归于癃闭范畴。小便不利，点滴而短少，病势较缓为癃；小便闭塞，点滴不出，病势较急为闭。肾虚瘀结，膀胱不足以气化，早期虚实夹杂，日久则为虚证。临床以排尿困难为主证。

第二节　前列腺炎的诊断

35 前列腺炎常见吗？

前列腺炎偏爱于成年男性，泌尿外科门诊中前列腺炎的患者占 8%～25%，在中国 20～84 岁男性患病率为 12.4%。研究表明，50% 男性的生命历程中总会在某一时段因前列腺炎而备受困扰，但是情况严重时对患者的生活也会带来极大的烦恼，同时给公共卫生事业带来极大的经济压力。

36 哪些人容易发生前列腺炎？

与前列腺增生有区别，前列腺炎在中青年男性较为高危，20～50 岁的年龄段均容易出现。青壮年男性由于处于性活跃，容易导致前列腺充血引起前列腺炎发作，前列腺炎的发生同长期饮酒、职业习惯久坐逃不开关系。

37 焦虑自评量表（SAS）

表 2-2　　焦虑自评量表

症状名称	没有或偶尔	有时	经常	总是如此	得分
我认为比以往易于紧张和着急（焦虑）	1	2	3	4	
我无缘无故地感到害怕（害怕）	1	2	3	4	
我易于内心烦乱或感到惊恐（惊恐）	1	2	3	4	
我觉得我可能将要发疯（发疯感）	1	2	3	4	

症状名称	没有或偶尔	有时	经常	总是如此	得分
我预见自己有什么异常，会出现什么不幸（不幸预感）	1	2	3	4	
我手脚发抖打战（手足颤抖）	1	2	3	4	
我由于头痛、颈痛和背痛而烦恼（躯体疼痛）	1	2	3	4	
我感觉容易衰弱和疲乏（乏力）	1	2	3	4	
我感到心平气和，同时能够安静坐着（静坐不能）	1	2	3	4	
我觉得心跳得快（心悸）	1	2	3	4	
我因为一阵阵头晕而苦恼（头昏）	1	2	3	4	
我出现过昏倒，或感到要昏厥似的（晕厥感）	1	2	3	4	
我呼吸都觉得不顺畅（呼吸困难）	1	2	3	4	
我手脚麻木和刺痛（手足刺痛）	1	2	3	4	
我由于胃痛和消化不良而心情烦躁（胃痛或消化不良）	1	2	3	4	
我常常要小便（尿意频数）	1	2	3	4	
我的手常常是干燥温暖的（多汗）	1	2	3	4	
我脸红发热（面部潮红）	1	2	3	4	
我易于入眠并且晚上能够睡得很香（睡眠障碍）	1	2	3	4	

续 表

症状名称	没有或偶尔	有时	经常	总是如此	得分
我做噩梦（噩梦）	1	2	3	4	
总计原始分					
标准分（原始分乘以 1.25 之后保留整数部分）					

说明：以下 20 个条目按照自身 1 周以来的现实情况填写。焦虑总分＜50 分为正常；50～60 分为轻度，61～70 分为中度，70 分以上为重度焦虑。

38 手淫一定会导致前列腺炎吗?

手淫是多数性活跃期的男性主要的性发泄方法，适度的手淫并无坏处。就正常男性而言，保持规律的手淫是有着健康意义的，它没有引起疾病和对生育功能造成不好的风险，放到前列腺炎患者来说，适度手淫反而有助于疾病的改善，通过对前列腺的按摩，在引流出前列腺液（前列腺液占据了精液的一部分组成成分）的同时，减轻了前列腺内部的压力，对炎性物质起到了一个清除作用，还能够疏通血管，对疼痛不适的情况有着部分程度的相对缓解，通常觉得每周 1～2 次是较为合适的。

然而，频繁而又过度的手淫就会有害处。大量因性兴奋而不能及时排出的精液会在体内蓄积甚至于溢入尿道内，这也就为细菌等微生物提供了一个适宜的生长繁殖的环境和媒介，使得它们在尿道乃至前列腺内快速扩散，是前列腺炎发病的高危因素。另外，故意地干扰射精反射过程对骨盆底的肌肉造成紧张，出现前列腺痛，时间长了，前列腺持续经常的充血，能够致使无菌性前列腺炎症的形成。

39 前列腺里面有没有细菌?

细菌感染前列腺产生慢性前列腺炎，那么如何知道自己前列腺内部有没有细菌以及有什么细菌？这就要用到前列腺液细菌学检查和药敏试验。

前列腺的细菌培养及药敏试验，在适合生长的环境下将保存的患者的前列腺液实施培育，通过观察是否有细菌生长，此后加入抗生素，观察哪种抗生素对细菌的杀伤力最强。临床上获取前列腺液多数是进行前列腺按摩而来，因此前列腺炎的获得是尿道流出体外的。正常情况下，男性的包皮、龟头、尿道口和尿道内都有一些细菌存在，他们可以污染前列腺液也为细菌学检查增加了干扰因素。因此，根据不正确的细菌培养和药物敏感试验，对患者实行所谓"敏感"的抗生素干预效果不满意。

考虑到患者尿道、膀胱尿液对前列腺液的影响，可以在前列腺液细菌学检查前首先进行一个定位检查，也就是明确可能培养出来的细菌的确是来自前列腺内部。

40 前列腺炎有"四杯法"和 NIH 分类，二者有何不同？

传统"四杯法"：根据初始尿液、中段尿液、前列腺按摩液、前列腺按摩后尿液中白细胞数量和细菌培养，前列腺炎分为：急性细菌性前列腺炎（ABP）、慢性细菌性前列腺炎（CBP）、慢性非细菌性前列腺炎（CNP）和前列腺痛（PD）。其缺点是不利于日常诊疗。

NIH 分类：Ⅰ型：相当于传统 ABP；Ⅱ型：相当于传统 CBP；Ⅲ型：慢性前列腺炎 / 慢性盆腔疼痛综合征（CP/CPPS）；等同于上述 CNP、PD；Ⅳ型：无症状性前列腺炎（AIP）。

41 前列腺炎是怎么产生的？

急性细菌性前列腺炎（ABP）病原体侵染是主要的致病因素。饮酒太过、性交不节制或不洁性交、受寒感染以及骑车意外压迫或损伤会阴部，常会成为急性细菌性前列腺炎的成病原因，致使疾病的发生。

表 2-3 前列腺炎 "四杯法" 和 NIH 分类区别

传统的分类方法	急性细菌性前列腺炎（ABP）	慢性细菌性前列腺炎（CBP）	慢性非细菌性前列腺炎（CNP）	前列腺痛（PD）	
新的分类方法	I 型	II 型	III 型-A	III 型-B	IV 型
临床表现	下尿路感染症状；伴突发的发热	下尿路感染症状；持续时间超过3个月	骨盆区不适，伴下尿路感染症状；性功能障碍持续时间超过3个月	骨盆区不适，可伴性功能障碍持续时间超过3个月	无主观症状
辅助检验	尿液中白细胞升高和尿血液中细菌培养阳性	前列腺液/精液/前列腺按摩后尿液中白细胞升高/前列腺液/精液/前列腺按摩后尿液中细菌培养阳性	前列腺液/精液/前列腺按摩后尿液中白细胞升高前列腺液/精液/前列腺按摩后尿液中细菌培养阴性	前列腺液/精液/前列腺按摩后尿液中白细胞正常/前列腺液/精液/前列腺按摩后尿液中细菌培养阴性	前列腺液/精液/前列腺病理切片检查中白细胞升高
占 CP 比例	极少	5%~8%	45%	45%	2%~5%

慢性细菌性前列腺炎（CBP）的发病要素也是病原体侵染，然而所不同的是，前列腺结石和尿液反流，病原体的长期存活和感染的持续反复的存在，这就会使得慢性细菌性前列腺炎容易再发，难以治愈。

慢性前列腺炎/慢性盆腔疼痛综合征（CP/CPPS）本病发病机制无法确定。目前研究认为是数种病因、独特进展途径和数类症状的抑制性临床综合征，难以单一解释。其诱发因素较多，涵盖感染、遗传解剖、神经肌肉、内分泌、免疫或者心理因素，从而致使外周组织自身持久的免疫炎症或神经损伤，从而产生急性及后来的慢性疼痛。

42 前列腺液检查有什么作用？

首先了解一下什么是前列腺液，就是由前列腺分泌的比较黏稠的乳白色半透明的液体，是精液的重要组成成分，成年男性的前列腺不停分泌前列腺液，并且前列腺液具有明显的个人差别。通常自慰、性生活、遗精等性活动可以使得前列腺液夹杂在精液中排出体外，排便劲时，尿道口也会出现少许前列腺液。前列腺液处于前列腺的腺泡内，而当前列腺受炎症干扰时，前列腺液也有与之相配的变化。

前列腺液的检查项目主要包括卵凝脂小体、红细胞、白细胞或脓细胞以及 pH 酸碱度。

白细胞：哪里有炎症，哪里就有大量的白细胞，前列腺液中白细胞 ≥ 10/HP 为增多，基本明确为前列腺炎。HP 是指一个显微镜的高倍视野，白细胞 ≥ 10/HP 就是指在显微镜每个高倍视野下白细胞的数量 > 10 个。目前临床所见，即使患者前列腺液中白细胞数量在正常范围也可能患有慢性前列腺炎，也可以不增多。

卵磷脂小体：卵磷脂小体主要是精子的营养供给。正常前列腺液卵磷脂小体是没有固定大小、圆形或卵圆形都会存在的、含折光性的小体，没有红细胞大。正常前列腺液含有许多甚至满铺视野的卵磷脂小体。发生炎症时，卵磷脂小体数量常下降并可出现成堆现象，这是被炎症细胞吞噬过多所造成的，为诊断前列腺液提供了另一个可行的指标。

pH 酸碱度：正常的前列腺液 pH 酸碱度为 6.5～6.7，偏酸。慢性细菌性前列腺炎使 pH 酸碱度转变成碱性，碱性程度约为常规的 10 倍，在病情好转以后，pH 酸碱度可以作为判断疗效和估计愈合的指标之一。

红细胞和精子：有时常规检查时可以见到红细胞和精子。正常前列腺液中平均高倍镜视野红细胞数量应该 < 5 个。前列腺液中出现精子的意义不大，在进行前列腺按摩时挤压了精囊，是会有出现精子的可能。

前列腺液的检查结果还是应该综合分析，排除干扰因素才能真实反映前列腺的实际情况。此外，在前列腺液检查的时候，不能仅凭一次检查，应进行 2～3 次，如结果基本一致，才可以基本诊断为前列腺炎。

43 尿分叉是前列腺炎吗？

尿分叉有两大类，第一类是偶发性的尿分叉，这归于生理性尿分叉；第二类是长期性的尿分叉，这归于病理性尿分叉。

偶发或一时性的，通常不是又疾病引起，大多是因为尿道或尿道开口处短时间出现阻塞，例如夜间尿液蓄积在膀胱内一晚上，膀胱压力增强，排尿时力量强，致使尿道口形态暂时改变引起尿分叉。另外，男性射精后因一些精液还停留在尿道中，海绵体充血还没有完全结束，出现尿流迟滞。这都是短期内的排尿变化，不属于病态，也不需要担忧。

病理性尿分叉是经常的或长久的排尿分叉，大多和疾病状态相关。长久排尿分叉基本是因为后尿道或尿道口处狭窄，或因慢性炎症后留下瘢痕，致使尿液不能畅行排空。急性尿道炎、急性前列腺炎时，基于尿道充血、肿胀、分泌物增加等情况，会阻碍尿液的通畅而呈现分叉表现。

44　滴白不都是前列腺炎

滴白多见于无性生活、性生活无定期、性冲动次数较多的男性。

一般来说，前列腺液的产生是源源不断的，已婚男性前列腺液可以由性生活释放，未婚或者性生活不规律男性则基本是遗精或手淫的方式。无法以上述方法及时排出的前列腺液就会在体内蓄积，当小便或用力大便时因为强烈的腹压作用，前列腺液从尿道中满溢，即为通常所说的滴白。因此，仅仅有尿末滴白不属于病态，也不可以将尿末滴白作为诊断前列腺炎的指标。

滴白是一种生理反应，在正常的生理角度而言是前列腺分泌功能不错的表现，通过性生活规律，克制不必要性冲动，相应的症状也会消退。所以，出现滴白不必紧张害怕。但是当"滴白"伴有尿频、尿急、尿痛，甚至是"滴脓""滴红"则大概率为病态，必须及时门诊就诊。

45　前列腺炎会有哪些表现?

急性细菌性前列腺炎（ABP）临床表现以整体情况和局部表现为主。一般发病较急，出现恶寒发热，全身酸痛、乏力、虚弱、食欲不振等全身症状。严重时出现脓毒血症，部分情况会有会阴部和耻骨上重压感或疼痛感，并向其他部位放射，伴随有尿频、尿急、尿痛、排尿不畅，伴随疾病有急性尿潴留、急性精囊腺炎、附睾炎及输精管炎，精索淋巴结肿大或触痛，情况进一步加重会出现肾绞痛。

慢性细菌性前列腺炎（CBP）以排尿异常、疼痛、性功能障碍、神经精神症状、继发性炎症等情况为主。主要表现为尿频、尿急、尿痛、排尿不畅，尿道口总是发现乳白色分泌物滴出，特别在排尿终末或大便使劲时滴出，俗称"尿道滴白"。疼痛多位于腰骶部、肛周、腹股沟、耻骨区、睾丸及精索等部位，向腹部放射。性功能障碍表现为性欲低下、阳痿、早泄、遗精等，甚至进一步影响夫妻生活。可伴有头晕、头痛、失眠。并可播散引起其他部位感染，出现变态反应。

慢性前列腺炎 / 慢性盆腔疼痛综合征（CP/CPPS）头晕、乏力、记忆力减退、性功能异常、射精不适或疼痛等症状，并伴随有差异的下尿路症状（LUTS）。尿频、尿急、尿痛、尿不尽感、尿道灼热、尿道滴白、尿路中断，排尿时间延长，血尿，尿痛。常并发性心理改变，出现性欲下降、性功能下滑、性兴奋、性活动减少、勃起功能障碍、遗精、早泄和不射精。

46 什么是 NIH-CPSI 指数？

NIH-CPSI 指数即慢性前列腺炎症状指数，该指数有三部分九个题目，第一部分判断疼痛地方、发生次数和严重程度（0～21分），第二部分为排尿情况，判断排尿不尽感和尿频的严重程度（0～10分）。第三部分判断以上情况对生活质量的改变（0～12分），对于慢性前列腺炎的情况和疗效评价应用广泛。症状严重程度（疼痛 + 排尿症状）：轻度 0～9 分，中度 10～18 分，重度 18～31分。总体评分：轻度 0～14 分，中度 15～29 分，重度 30～43 分。

47 如何解读慢性前列腺炎 / 慢性盆腔疼痛综合征（CP/CPPS）的 UPOINT 分类？

前列腺的 NIH 分类和 NIH-CPSI 症状评分的建立对于多临床实验结果仍不能让人满意。从而重新建立分类方法，在治疗中以对几个因素的综合干预，有效缓解症状，达到临床治愈为目标。细分为六类：排尿症状，社会心理障碍，器官特异性表现，感染，神经系统 / 全身性状况，盆底肌触痛。

48 怎样为自己确诊前列腺炎？

以自身病情为基础，结合生病的契机，疼痛的性质、特点、部位、程度和排尿异常表现，既往史、个人史和性生活次数。参照体征和相关辅助检查，与相关疾病鉴别之后才可明确。

49 中医如何认识前列腺炎？

急性细菌性前列腺炎（ABP）中医属于淋症，张仲景曰："淋之为病，小便如粟状，少腹弦急，痛引脐中"。属热淋，热淋者，三焦有热，气搏于肾，流入于胞而成淋也。其状小便赤涩。常为热毒内盛、湿热下注、心火亢盛，邪热下注于精室所成，以小便频数，赤涩疼痛为主证。

慢性细菌性前列腺炎（CBP）中医无此病名。素问曰："思想无穷，所愿不得，意淫于外，入房太甚，宗筋弛纵，发为筋痿，即为白淫"，白淫，白物淫衍，如精之状。因溲而下，淋、浊、腰痛、阳痿、遗精等都涉及本病。总以脾虚湿滞，湿热下注，气滞血瘀，阴虚火旺，肾阳虚衰为主症。实症居多，时间较长，多属虚症或虚实夹杂。实证多尿道灼热、尿痛、尿短赤，痛处固定；虚症畏寒肢冷，腰膝酸软、小便清长，五心烦热，失眠多梦。

慢性前列腺炎/慢性盆腔疼痛综合征（CP/CPPS）归属于祖国医学的精浊、白浊、白淫，浊在精窍溺自清，秽物如脓阴内痛，赤热精竭不及化，白寒湿热败精成。前列腺在足厥阴肝经行进路线上，有向下疏导的功能。肝气不舒，疏泄功能失常，出现尿动力学改变及影响前列腺液的正常排泄，中医认为湿热瘀滞虚贯穿全程。

第三节　前列腺癌的诊断

50 前列腺癌的进展如何有别于其他恶性肿瘤？

前列腺癌同其他癌症有很大区别，概括起来有三大特点：懒、馋、顽。

懒：很多癌症一旦发现后必须马上治疗，否则只会越来越大，最终危及生命。而前列腺癌具有一种非临床的特征，一部分前列腺癌可能在很长的时间内不产生任何变化，同人体共存，不会对生命健康产生风险，即为潜伏性前列腺癌。从某种意义上来说，相较于对生命构成威胁的临床性前列腺癌，潜伏性前列腺癌发病率甚至犹有过之。

馋：前列腺癌发生发展过程中只爱吃一样东西，就是雄激素，一旦把雄激素阻断，癌细胞就会饿死，产生很好的治疗效果，使得前列腺癌在所有恶性肿瘤中成为唯一一个即使到了晚期仍可获得非常满意治疗效果的肿瘤。

顽：即使前列腺癌有着高雄激素依赖性的特性，然而随着激素治疗的进行，雄激素也就会逐渐的没有了，癌细胞就会逐渐适应新的环境，慢慢地转变为不依赖性激素也能生长的作用。随着前列腺癌进展到这个时候，就意味着现有的诊疗已经不足以去遏制其发展，称为激素非依赖性前列腺癌。最终无法治疗的顽疾，没有好的治疗手段，直接危及患者的生命。

51 什么是诊断前列腺癌的"三大法宝"？

直肠指检（digital rectal examination，外文缩写 DRE）对前列腺癌初期的筛查有着很大帮助。对前列腺增生患者检查时，直肠指诊能够明显触及前列腺体积虽然增大，在质地方面并不硬。对于前列腺癌患者，直肠指诊能触及前列腺表面不光滑，甚至能够摸到凸起的肿瘤结节。当肿瘤体积不小时可能会影响整个前列腺的质地摸起来都是很坚硬，如同石块。

经直肠超声检查（transrectal ultrasonography，外文缩写 TRUS），患者在前列腺癌初期通过 TRUS 能够观察到前列腺内有异常的结节，当肿瘤体积较小甚至仅存在于前列腺内部，做 DRE 检查大多时候是摸不出来的。而通过这种特殊检查对于明确肿瘤的体积以及肿瘤是否侵袭前列腺的包膜有帮助，对临床分期和预后情况都有帮助。

前列腺特异性抗原（prostate-specificantiger，外文缩写 PSA）是当下前列腺癌最具有代表性的肿瘤标志物，正常人血常规中是有 PSA 数值的，然而当 PSA 值达到一定数值后，就很大可能表明前列腺出现癌细胞。目前随着 PSA 检查在临床上越发容易进行，前列腺癌的诊断也随之有了 5～8 年提前，使得在疾病初期就有了施治的机会提高了存活率。

以上几种方法，直肠指诊和血清 PSA 是放在第一位的检查，经直肠超声检查处于二线阶段。也就是说，50 岁以上的老年男性 DRE 和 PSA 检查应该每年都进行，如果出现不好的指标，要继续进行 TRUS 检查。

52 什么是前列腺特异性抗原 PSA？

PSA 即前列腺特异抗原，是正常前列腺组织或前列腺癌细胞产出的一类酶，使黏稠的精液液化，从而使精子获得充足动力，完成射精，对生殖繁衍有重要意义。基于这一生理功能，大部分 PSA 融进了精液里，剩余的极少数会通过局部毛细血管混入血流。血清总 PSA（t-PSA）分为游离 PSA（f-PSA）和复合 PSA（c-PSA）正常男性的血清 PSA 值一般小于 4 ng/mL。随着前列腺癌的发生，癌组织侵犯周围组织，肿瘤血管通透性增加，致使正常腺体结构破坏，是的本该进入精液的 PSA 进入血液中，导致 PSA 指标的急剧升高，随着研究的不断深入，PSA 还被用来作为前列腺癌特异性的这肿瘤指标。有助于前列腺癌初期的发现。

53 PSA 值上升的意义是什么？

PSA 值大于 4 ng/mL 为是否出现前列腺癌的判断值。随着 PSA 值的不断增加，患前列腺癌达到概率随之增加，4 ng/mL ＜ PSA ＜ 10 ng/mL 时，f-PSA 具有一定的辅助诊断价值，f-PSA 越低前列腺癌的概率越高，f-PSA/t-PSA ＜ 0.16，出现前列腺癌的可能性是 56%，f-PSA/t-PSA ＞ 0.25，出现前列腺癌的概率只有 8%，因此当 f-PSA/t-PSA ＜ 0.16 时必要的前列腺穿刺活检是有用的；PSA ＞ 10 ng/mL，患前列腺癌的机会将大于 67%。然而前列腺增生和急性前列腺炎症的发生也可以使得 PSA 升高，同时伴随着一些前列腺检查过后也有可能引起 PSA 的升高，此时需比较不同时间 PSA 的改变，综合分析 PSA 得出的值。

54 什么是游离 PSA？

血清总 PSA 主要为游离 PSA 和结合 PSA。游离 PSA 是不同血浆蛋白结合的 PSA。游离 PSA 越高良性前列腺增生可能性越大，前列腺癌越低。当血清总 PSA 值在 4 ng/mL～10 ng/mL 时，假设游离 PSA 的占比越大，出现前列腺癌的概率反而不大，反之，则怀疑前列腺癌，需完善相关检查。

55 什么是 PSA 密度？

PSA 密度即血清 PSA 值与前列腺体积之比，前列腺体积由经直肠超声测量前列腺的长、宽、高通过公式得出大小。PSA 密度可鉴别诊断前列腺增生症和前列腺癌。血清总 PSA 值为 4 ng/mL～10 ng/mL 时，此时 PSA 密度不足 0.15，则前列腺癌出现的概率不大；当 PSA 密度超过 0.25，此时高度怀疑前列腺癌的发生，同时需完善前列腺穿刺活检明确诊断。

56 什么是 PSA 速率？

PSA 速率即血清 PSA 值每年增加的多少，当患者血清 PSA 值不高（低于 4 ng/mL）时，假设每年 PSA 的上升速度大于 0.75 ng/mL，则考虑前列腺癌可能，需完善前列腺穿刺活检明确诊断，同时前列腺癌的 PSA 速率是极大的超过良性前列腺增生的，可以作为筛查时的关注点。

57 PSA 筛查的意义？

　　PSA 筛查可使得由于前列腺癌而出现的死亡数量下降；可减少初诊晚期患者比例；使得较年轻人群从中获益更加明显。

58 哪些因素会干扰 PSA 水平的高低？

　　不同检测方法导致的结果差异：PSA 检查已经用了十几年，目前检测方法至少有三种，同一患者在不同医院检查 PSA，而结果却不相同，2 次检查时间间隔很短，那么很可能是因为不同检测方法导致。建议进行多次检查，尽量在一家医院检查。

　　药物和食物的影响：进食或者饮水不会造成影响，因此不需要空腹，一些药物可能影响 PSA 的结果尤其需要注意。老年前列腺增生患者持续口服保列治会影响 PSA 的结果，需要加倍算。

　　机械因素的影响：由于 PSA 是前列腺内部泄露出来的，如果前列腺受到一些机械性因素影响，PSA 就会更多的泄漏至血液中，使血清 PSA 升高。包括过分用力的直肠指诊、前列腺按摩、近期进行过膀胱镜检查、前列腺穿刺活检、经直肠超声检查（TRUS）以及患者近期发生过急性尿潴留或者具有严重的便秘。

　　前列腺其他病变引起 PSA 的改变：这种影响极难判断，也是需要鉴别排除的最常见的是良性前列腺增生和前列腺炎。良性前列腺增生的患者中，由于渐渐步入老年，前列腺体积不断增加，PSA 泄露也会增多，并引起 PSA 值的上升。这种影响无法避免，需要各种手段分析身高的 PSA 来自癌细胞还是良性的前列腺增生细胞。前列腺炎对于患者 PSA 的检查也会造成影响，在炎症的状态下，上皮细胞以及基底膜可能遭到破坏，因此 PSA 泄露增加，会引起血清 PSA 增高。前列腺炎治愈之后，受其影响的 PSA 值也会慢慢回归正常水平。

59 如何有效地进行 PSA 的筛查？

50 岁左右开始筛查 PSA 意义显著；PSA 筛查应用于预估存活时间 > 10 年的人群；目前建议的筛查对象是① 年纪超过 50 岁的男性；② 年纪 > 45 岁且直系亲属患有前列腺癌的男性；③ 40 岁之前就出现 PSA > 1 ng/mL 的男性。

60 哪些人更容易患前列腺癌？

超过 50 岁的中老年男性是前列腺癌的高发人群，伴随年纪的增加，前列腺癌出现的概率也逐渐升高。因此，从 40 岁进行定期筛查和跟踪了解对前列腺癌的早期发现是非常有意义的。

61 前列腺癌会呈现哪些预兆和病症，以及如何诊断前期的前列腺癌？

前列腺癌发病于前列腺的周边带，初期不容易被人察觉，定期检查发现血清 PSA 升高和（或）直肠指检摸到前列腺有特殊变化需要警惕。症候明显时前列腺癌基本已经发展到晚期。前列腺癌早期对尿道后段形成挤压，引起排尿障碍，出现进行性排尿困难（尿流变细、尿流偏歪、尿流分叉或尿程延长）、尿频、尿急、尿痛、尿意不尽感等，逐渐发展成尿滴沥甚至尿潴留。与良性前列腺增生（BPH）相似。此时需警惕前列腺癌的发生，不能单纯以良性前列腺增生治疗而忽视，同时也可为早期发现前列腺癌打下基础。

62 经尿道前列腺切除术（TURP）后未发现前列腺癌，可以同没有前列腺癌画等号吗？以后还会发生吗？

问题是不能一言以断之的，虽然前列腺癌出现在前列腺外周带，而良性前列腺增生出现在前列腺移行带。经尿道前列腺切除术（TURP）将导致尿路梗阻的移行带前列腺部分剔除，但是在切除的过程中切除组织的多少是未知的，良性前列腺增生的患者即使接受开放性前列腺剜除术，也同样不可能切除全部前列腺组织。而癌症高发的前列腺外周带仍存在于体内，同年纪增加一起前列腺癌发生的可能性亦会升高，仍有可能会发生前列腺癌，所以在条件允许的情况下，应该定期进行前列腺癌的筛查。

63 前列腺电切术能够根治前列腺癌吗？

前列腺增生时，前列腺移行区越来越大，而前列腺外周带则剩余的越来越薄，前列腺电切术则是以尿道为通路将前列腺增生的前列腺移行区剔除来扩充尿道，改善排尿症状，但 TURP 不会损伤到前列腺的外周带。也就是说，前列腺电切术后，前列腺癌好发的区域外周带仍然被保留了下来，所以在 TURP 以后，直肠指检和前列腺 B 超检查都还能够发现残留的前列腺组织，这些组织大多是前列腺的外周带，也就是前列腺癌的好发位置，这也就是为什么做了 TURP 后又患前列腺癌。

针对前列腺增生的处理并不是把所有的前列腺都切除，而仅仅把前列腺癌的发病区域前列腺的外周带留在了体内，所以不能因为自己做了 TURP 就忽视了对前列腺癌的预防。因此，TURP 的患者一定要定期去医院检查血液前列腺特异性抗原 PSA 指标。总之，患者即使做了 TURP，还是可能发生前列腺癌的，良性前列腺增生 BPH 的手术也不能使前列腺癌的发生率降低，因此一定要坚持定期随访。

64 如何确诊前列腺癌？

前列腺穿刺活检组织的病理检查是诊断前列腺癌的金标准。肿瘤的明确病理诊断是最为精准的方式，前列腺癌亦是如此。极少部分无法进行前列腺穿刺活检的患者，如身体情况很差、凝血功能异常、严重心肺功能受阻等，在血清 PSA 值明显升高、直肠指检触及前列腺增大硬结、影像学检查（盆腔 CT 或 MRI 或经直肠 B 超检查）表明出现前列腺实性物质或出现骨转移灶时，即便没有病理学诊断，也可诊断为临床前列腺癌。

65 前列腺穿刺活检有哪些适用范围？

摸得着：直肠指检摸到前列腺有坚硬的可疑结节，任意 PSA 值。

看得见：经直肠 B 超看见前列腺内存在回声不正常的结节；CT 或 MRI 或 PET-CT 发现前列腺特殊占位，任何 PSA 值。

血不好：血清 PSA 值大于 10 ng/mL；血清 PSA 在 4～10 ng/mL 范围，f/t PSA 小于 0.16 或者 PSAD 值可疑。

66 前列腺穿刺活检有哪些禁忌？

① 因穿刺操作不能进行的疾病处于急性感染期、发热期；② 有严重出血倾向的疾病；③ 有危险的内、外痔，肛周或直肠病变情况。

与基础疾病相关的禁忌① 有高血压危象；② 受糖尿病血糖不稳定期影响；③ 在心脏功能不全失代偿期。

67 前列腺穿刺的分类及优劣势？

经直肠途径，经会阴途径。

经直肠途径：操作简单、省时和花费少等优点。缺点：不易发现处在前列腺的前半区和尖部的肿瘤，假阴性率偏高。

经会阴途径：外周带样本的获得，加上可以精准的区分前列腺的前后半区和尖部，感染的发生率低。缺点：会阴部和尿道出血的可能性变大出现肿胀及疼痛。

68 前列腺穿刺活检会引起癌细胞扩散加重前列腺癌吗？

前列腺穿刺活检本身基本无法影响前列腺癌细胞。前列腺癌患者必须通过前列腺穿刺活检进行病理分析。在穿刺过程中，由于是采用较细的活检针，而且穿刺得到的癌组织是套在针管内取出的，因针道穿刺使得肿瘤转移几乎不可能，概率低于千分之一。并且，目前还没有前列腺穿刺会促进肿瘤转移的报道。

69 前列腺穿刺活检没有癌细胞可以作为排除指标吗？

还不能排除。单次穿刺的前列腺癌检出率一般在 60%～70%，而且穿刺取得的少量前列腺组织并不能代表整个前列腺。最好是在 1～3 个月内多次穿刺，届时检查不到癌细胞的话，可以随访为主，直肠指检、血清 PSA 值和经直肠 B 超的情况下观察病情变化。

70 前列腺上皮内瘤变（PIN）可以确诊为前列腺癌吗？为什么要再次穿刺？

PIN 即前列腺上皮内瘤变，即非良性情况也不是肿瘤状态的阶段，被定义成前列腺癌癌症的状态。PIN 按照细胞特性有低级别 PIN 和高级别 PIN。低级别 PIN 不认为同前列腺癌的发生有关，而高级别 PIN 与前列腺癌有着重要的联系。存在高级别 PIN 的患者需要再次做前列腺穿刺，其中 35%～45% 为前列腺癌。因此，如果前列腺穿刺活检出现高级别的 PIN，应在 1～3 个月间再次做穿刺；如果再次穿刺仍未发现前列腺癌，则保持密切观察，穿刺后的第一个两年中每 1～3 个月复测血清 PSA 的情况。

71 前列腺不典型小腺泡增生，就是前列腺癌吗？

前列腺不典型小腺泡增生（atypical small acinar proliferation, ASAP）一般是腺体形态和（或）细胞形态看起来分化程度不错的前列腺癌，然而由于细胞不多，考虑是癌又无法将之准确定性的特殊情况。有报道认为 ASAP 患者再次接受前列腺穿刺活检时，其恶性检出率高于 PIN 患者。因此 ASAP 患者也应定期复测 PSA，及时接受再次前列腺穿刺活检。

72 经尿道前列腺电切术（TURP）会导致癌细胞扩散吗？对前列腺癌的后续治疗有何影响？

TURP 是良性前列腺增生最普遍的外科治疗手段。TURP 无法对肿瘤造成直接影响，也不能让肿瘤细胞乘机扩散。TURP 并不影响体外放射治疗，但会使放射性粒子种植治疗（体内近距离放射治疗）的难度增加，同时尿失禁的发生率也会有所增加。所以，TURP 术后无需放射性粒子种植医治。TURP 后前列腺周围组织水肿粘连，也可能会增加后续前列腺癌根治术手术操作的复杂性，不利于保留性神经的手术操作，也有可能增加周围器官（如直肠）的损伤概率，但并不增加术后尿失禁的发生。

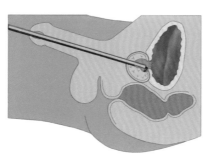

图 2-1　经尿道前列腺电切术示意图

73 前列腺电切术后对尿道的改变？

尿道狭窄是前列腺手术（包括开放手术和 TURP 等微创手术）的一种并发症。平常手术会留下瘢痕，尿道里面的损伤和创面也会形成瘢痕。如果尿道内的瘢痕比较明显，尤其是前列腺尖部形成瘢痕，尿道就会逐渐变得狭窄，患者瘢痕较大是尿道堵塞完全，乃至于仅有针尖细小的通路。这种瘢痕造成的狭窄使尿道产生梗阻，因此尿流就会像刚刚得了前列腺增生一样，逐渐变细，慢慢出现排尿费力的症状。术后斑痕是没有办法完全避免的，只要有创面，就会形成瘢痕。但瘢痕的严重程度，及其是否会形成明显的尿道狭窄，与患者体质有关。患者在 TURP 后需要留意自己的排尿变现，当出现尿线变细，排尿费力的不适时，就应该立刻就医。

早期的尿道狭窄治疗愈合往往不错，而且方法简单。可以以尿道造影检查及膀胱镜检查，观察是否存在尿道狭窄以及尿道狭窄段的长短、厚度以及区域。第一，采取局麻下金属扩张器将狭窄处的瘢痕扩张。第二，尿道内切开手术。手术的过程与 TURP 类似，把瘢痕导致的狭窄切开，对一部分瘢痕较为严重的患者还可以用电刀切除一些增生的瘢痕，手术后配合定期的尿道扩张，往往对比较严重的尿道狭窄患者也能取得满意的治疗效果。

74 什么是前列腺癌的 Gleason 评分和分组系统？

表 2-4　Gleason 评分和分组系统

级别组	Gleason 评分	Gleason 评分构成	预　　后
1	≤ 6	≤ 3+3	极好的预后，无淋巴结转移风险
2	7	3+4	预后很好，极少转移
3	7	4+3	较差的预后
4	8	4+4 或 3+5，5+3	预后更差，但比 5 好
5	9 或 10	4+5，5+4 或 5+5	预后最差

　　Gleason 评分系统是当下用得最多的前列腺癌病理分级方式，将活检组织或手术标本与正常细胞结构比较后所得出的结果，对于前列腺癌的预后情况也能做出较好的评判。它按照前列腺癌组织结构在显微镜下所见，把前列腺癌以恶性程度由低到高进行了 5 层划分：Gleason 1～Gleason 5。考虑到前列腺癌形态多样性的存在，故而把主要形态等级和次要形态等级加成得出 Gleason 评分，因此，Gleason 评分的波动程度应该是 2～10 分。Gleason 评分系统如下：① Gleason 评分由 2 个部分组成：第一个数字表示优势等级，即主要 Gleason 分级，第二个数字表示次要优势等级，即次要

Gleason 分级；② 每个 Gleason 分级分为 1～5 级，级数越大，前列腺癌受到侵袭的可能性越大；③ 优势等级占显微镜下超过 50% 的肿瘤细胞，次要等级占显微镜下 5%～49% 的肿瘤细胞；④ Gleason 评分最终以主要优势等级＋次要优势等级表示，如 Gleason 评分为 3＋4＝7 分，意思是标本的 50% 以上为 Gleason 等级 3，标本的 5%～49% 为 Gleason 等级 4。根据换算，Gleason 评分 2～5 分属于高分化低度恶性肿瘤，包含筛状腺体、肾小球样腺体、粉刺样坏死、导管腺癌等，但无法进行活检标本诊断，别的类型获取标本也需谨慎，Gleason 评分 6～7 分属于中分化中度恶性肿瘤，Gleason 评分 8～10 分属于低分化高度恶性肿瘤。Gleason 评分提示前列腺癌的恶变程度，Gleason 评分分值越大，前列腺癌的恶性情况也越重，越可能发生进展和转移，预后也不如人意。

前列腺癌分组系统：根据 Gleason 总评分和疾病危险度区分

ISUP 1 级：Gleason 评分≤ 6，只有一个分离的、形态完好的腺体。

ISUP 2 级：Gleason 评分 3+4=7，以形态完好的腺体为主，偶有少量形态发育不良腺体 / 融合腺体 / 筛状腺体组成。

ISUP 3 级：Gleason 评分 4+3=7，以发育不良腺体 / 融合腺体 / 筛状的腺体为主，伴少量形态完好的腺体。

ISUP 4 级：Gleason 评分 4+4=8、3+5=8、5+3=8 只有发育不良腺体 / 融合腺体 / 筛状的腺体；或者以形态完好的腺体为主伴少量缺乏腺体分化的成分组成；或者以缺少腺体分化的成分为主伴少量形态完好的腺体组成。

ISUP 5 级：Gleason 评分 9～10，缺乏腺体形成结构（或伴坏死），伴或不伴腺体腺体发育不良 / 融合腺体 / 筛状腺体。

75 前列腺穿刺已经证明是前列腺癌了，为什么还要做许多其他检查？

主要的其他检查有：ECT 骨扫描、胸部 X 线、内脏 B 超、盆腔 MRI 或 CT 等。做这些检查的目的主要是对疾病做一个评估，明确在早期还是到了晚期，肿瘤位于前列腺内抑或是能够看见远处脏器或淋巴结转移。如胸部 X 线可以观察有无肺部转移；内脏 B 超能够看见肝脏、脾脏、肾脏等主要脏腑有没有受影响；ECT 骨扫描更不可少，对骨骼转移有很好的判断；盆腔 MRI 或盆腔 CT 盆腔淋巴结肿大可以看得清楚；而 MRI 对前列腺局部侵犯至精囊腺、直肠和膀胱颈部能够提供很大的帮助。同时检查的结果对患者治疗方案也有着至关重要的影响。

76 什么是前列腺癌分期？

　　临床上经常使用的前列腺癌分期标准有两种，一种是美国泌尿学会提供的 Whitmore-Jewett 分期法，将前列腺癌分为 ABCD 期，另一种则是国际统一的 TNM 分期法，其中"T"表示前列腺癌原发部位肿瘤的发展程度，基本以 DRE、前列腺 MRI、前列腺穿刺阳性活检数目和部位确定，"N"表示是否侵犯至邻近淋巴结，CT、MRI 及超声检查可明确，而"M"则表示远处的脏器有没有肿瘤转移（所谓远处，是指邻近区域淋巴结以外的淋巴结、骨、肝、肺、脑等其他器官），核素全身骨显像是诊断骨转移的主要检查方法。TNM 分期则将前列腺癌分为 T1～T4 期，不同期的肿瘤还可有各自的亚型。

　　两种分析方法存在一定的对应关系，一般来讲，前列腺癌的分期越高，其恶性程度越大。A 期（T1 期）的是最早期的前列腺癌，患者本身并没有症状，直肠指检也没有阳性发现，仅仅是经尿道前列腺电切术 TURP 时偶然发现的；B 期（T2）前列腺癌位于前列腺内，多数能够经过直肠指检检查出来。C 期时前列腺癌侵入到前列腺包膜（T3），甚至影响到附近的精囊腺等组织（T4）；当前列腺癌出现盆腔淋巴结转移或者远处骨骼等处的转移，此时的分期则达到 D 期（N+、M+ 期）。在这两种分期方法中，Whitmore-Jewett 分期为 A 期及 B 期的肿瘤是没有穿透前列腺包膜（相当于 TNM 分期中的 T1～T2N0M0）。这些肿瘤就是我们常说的早期前列腺癌。由于这样的肿瘤是位于前列腺内部的，因此临床上又称为器官局限性前列腺癌。

Whitmore-Jewett 分期：

A 期：肿瘤病灶单单凭借临床表现无法明确，仅能通过前列腺增生摘除标本或穿刺活检标本的病理检查下决断。癌肿病灶完全位于前列腺内，癌细胞常分化良好，直肠指检摸不到结节，症状上面也没有转移表现。此期患者常无临床症状。A1：不能触及，切除标本中不足 5% 组织为前列腺癌。A2：切除标本中，超过 5% 组织为前列腺癌。

B 期：直肠指诊时摸到单个前列腺结节，未发现远处转移的情况，并且直肠指检摸到局部病灶位于前列腺包膜内，只有进行前列腺穿刺活检后病理检查确定。此期 40% 患者有尿路症状，如排尿不畅、尿频尿急等。B1：肿瘤不超过一侧腺体。B2：肿瘤侵犯前列腺两侧叶。

C 期：肿瘤病灶突破前列腺包膜，侵袭精囊等邻近组织和器官，却没有邻近区域淋巴结转移或远处转移的表现。C1：肿瘤穿透前列腺包膜。C2：肿瘤累及精囊腺或前列腺周围组织。

D 期：肿瘤病灶突破前列腺，且有邻近区域淋巴结转移或远处转移。D1：盆腔淋巴结转移。D：远处转移。

TNM 分期：

T 分期：

T0 表示没有原发肿瘤证据。

T1 表示肛门指检没有发现肿瘤，而前列腺穿刺活检或者切除组织中发现有前列腺癌。T1a：不可触及，切除标本中不足 5% 组织为前列腺癌，T1b：不可触及，切除标本中 > 5% 组织为前列腺癌。T1c：血清 PSA 值增大，穿刺证实前列腺癌。

T2 表示肛门指检可以发现肿瘤，肿瘤暂时还位于前列腺内。T2a：肿瘤不超过一侧腺体的一半。T2b：肿瘤超过一侧腺体的一半，但未侵犯两侧。T2c：肿瘤侵犯前列腺两侧叶。

T3 表示肿瘤已侵犯或侵出了包绕前列腺的前列腺包膜，和（或）侵犯精囊腺，但尚未侵犯周围邻近器官 T3a：肿瘤穿透前列腺包膜，T3b：肿瘤浸润一侧或两侧精囊。

T4 表示肿瘤已累及精囊腺之外的周围器官，如膀胱颈部、外括约肌、直肠以及盆骨。

N 分期：N0 指没有邻近的区域淋巴结转移，N1 指出现邻近区域淋巴结转移。

M 分期：M0 即没有远处转移，M1 指前列腺癌已发生远处转移。M1a：非区域淋巴结转移，M1b：骨转移，M1c：其他部位转移，有或无骨转移。

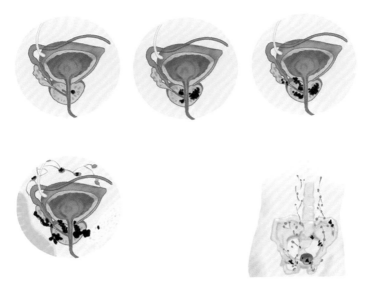

图 2-2 前列腺癌的简便分期

其有关前列腺癌的分期有两个容易混淆的概念，那就是临床分期和病理分期。临床分期是医生根据直肠指检、PSA 检查、前列腺穿刺活检以及影像学检查等结果而综合判断的，而病理分期必须通过手术切除前列腺组织的病理切片检查才能获得，病理分期才是肿瘤真实情况的反映，而临床分期只能是一种间接的判断。有一点必须理解，这就是只要没有进行根治手术，所有前列腺癌的分期只能是临床分期。这种临床分期可能与术后最终的病理分期出现匹配不上的情况。

我们真正关心的是肿瘤的实际情况（病理分期），患者需要什么治疗，理论上也应该由此决定。但是很显然，如果不手术就无法获得病理分期。为了能让临床检查更好地反映前列腺癌的真实情况，通过大量的回顾性病例统计，制定了前列腺癌病理特征预测表，在此基础上知道前列腺癌的临床分期，就可以根据患者的PSA 水平和 Gleason 评分来预测癌肿是否穿越包膜、侵犯精囊以及盆腔淋巴结是否受到侵犯。

前列腺癌分期不仅是选择前列腺癌医治方法的首要指标之一，同时对判断前列腺癌患者的预后也至关重要。

77 前列腺癌一旦突破包膜就是晚期了吗？

前列腺形如一个倒置的栗子，深居在男性的盆腔里，上接膀胱颈下连尿道膜部。前列腺由腺体和基质构成，外面严密地包裹着这些组织的就是前列腺包膜。前列腺包膜成为抵挡前列腺癌细胞向外突破的主要屏障。它以结缔组织和平滑肌为主，分为三层：外层为一层疏松结缔组织，里面是交错纵横的静脉血管网；中层是纤维层，质地比较致密，是由盆腔筋膜包裹前列腺所形成；内层为一些平滑肌组织，这层组织与内部的前列腺组织相互交织，它们之间并无明确的界限。前列腺包膜这 3 层组织加在一起不足 1 mm 的厚度。然而，正是这些薄薄的一层组织，却构成了前列腺癌患者命运的"围墙"。之所以这样说是因为，当前列腺癌还在包膜内生长的状态下，肿瘤就被定义为早期，而一旦肿瘤生长穿透包膜，前列腺癌随即进入晚期。

78 前列腺癌的转移途径有哪些？前列腺癌最易发生什么部位的转移？

直接蔓延：前列腺癌能够突破前列腺包膜进而影响周边，浸润邻近组织器官，最开始是精囊、膀胱、输精管、盆壁组织等。这种情况下，前列腺体积变大，边界毛糙，质地变硬。偶有小的局部癌肿便可穿过包膜，浸润邻近组织器官。

经淋巴道转移：前列腺癌顺着淋巴管转移至盆腔淋巴结为主，极少可出现腹膜后、纵隔及锁骨上淋巴结转移。个别可发生腹股沟淋巴结转移。

经血液循环转移：前列腺癌细胞侵入毛细血管，然后随血流播散至全身各个器官，首要的转移器官是骨骼，占所有血液转移的80%以上，最易发生转移的部位是骨盆、腰椎、股骨和肋骨。不多的患者可发生肺、肝、脑、胸膜、肾上腺等内脏转移。

前列腺癌最易出现骨转移，较多见的骨转移部位是脊椎骨、骨盆、股骨上段等承重骨。这可能与前列腺癌细胞有特殊的亲骨性有关，但具体的形成原因无法明确。前列腺癌出现骨转移后，X线常显示转移灶所在部位的骨密度增高，称为成骨性转移。但少数情况下也会呈现出骨质的溶解和破坏，称为溶骨性转移，骨转移时二者同时存在，同时癌细胞干扰基质的溶解和新骨的孕育，骨质消融也是新骨孕育和肿瘤细胞繁殖的重要前提。

79 中医是如何诊断前列腺癌的？

中医属于癥瘕、癃闭、淋证、尿血的范畴，病因分为内因和外因，内因多是先天不足，肾脏亏损，外因包括六淫之湿热毒邪的侵袭或饮食劳倦所伤。属于本虚标实之病。症状可见小便点滴不畅，少腹作痛等症状为主。

第三章

前列腺疾病的治疗

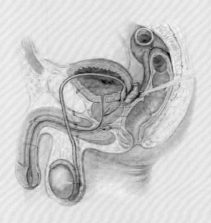

第一节　良性前列腺增生的治疗

80 前列腺增生是不是必须治疗？

　　前列腺增生不是恶性疾病，随着个人情况不同病情发展也是各有不同，大部分前列腺增生持续在一个时间段中无明显变化，加上由于每个人对于疾病的耐受也有着个体差异，故而并非患有前列腺增生的人都必须积极治疗。如果前列腺增生的患者症状不明显，且没有造成并发症，并且对症状可以在很大程度上忍耐。此时可以不给予任何治疗，动态观察即可。这种方法称为"观察等待"。

　　"观察等待"也并不意味着完全不去处理，只是一种相对保守的处理方式。在"观察等待"期间，应注意定期随访、定期复查，并与上一次的检查指标相对比。

　　下例特殊症状出现时，则应当积极处理：第一种急性尿潴留；第二种残余尿量逐渐增加，此时可能会导致尿路感染的发生，进一步损伤膀胱功能，应当及时解除尿路梗阻，帮助膀胱功能的恢复；第三种出现充盈性尿失禁、输尿管扩张、肾脏积水，此时膀胱功能严重损害，及时处理有助于改善功能；第四种肉眼血尿，膀胱内结石形成；第五种前列腺增生情况愈发厉害，自我感觉已经对日常生活产生了相当大的阻碍。

81 良性前列腺增生（BPH）有哪些治疗方法？

　　良性前列腺增生主要是药物治疗和手术微创手段干预。药物治疗包含 α 受体阻滞剂、5α 还原酶抑制剂、M 受体结抗剂、植物制剂以及相关的联合治疗。外科手术方法是经尿道前列腺电切术（TURP）、经尿道前列腺切开术（TUIP）及开放性前列腺摘除术。目前，经尿道前列腺电切术（TURP）仍是治疗良性前列腺增生的金标准。

82 我吃药治疗前列腺增生效果很好，为什么还要复查？

前列腺增生虽然不会发展成前列腺癌，然而前列腺增生的患者同时也会得前列腺癌。因此，对 BPH 患者定期复查的重要目的之一就是排除前列腺癌的存在。由于前列腺癌起病比较隐蔽，往往没有什么特殊的症状，因此，如果不通过仔细的检查是很难确诊的，同时在口服前列腺增生的药物中，有一类是 5α 还原酶抑制剂（如保列治），体内的 PSA 值会由于持续服用而下降到正常值 50% 的程度。因此，医院复查时应告知医生自己是否服用过该药物以及服用时间，以便于医生判断 PSA 检查的结果。例如，正常人的 PSA 水平应该 < 4。如果 PSA 检查为 3.5，这个数值乘以 2 就是 7，就要怀疑可能是前列腺癌。BPH 患者定期复查，还有一个主要目的是就是有利于客观的评价前列腺增生的进展情况。BPH 是一种慢性进展性疾病，而且疾病的进展并不总是和症状的加重相伴行，也就是说虽然服用药物后症状会有所缓解，但是病情仍可能继续发展，而如果不定期复查的话，可能病情逐渐加重而不自知，这样治疗的效果也就不太好。BPH 的病情进展，虽然不能完全从症状角度反映出来，但是做一些简单的检查，如超声检查、尿流率测定等客观指标的动态变化是能够观察到病情进展情况的。由于 BPH 进展比较缓慢，每半年进行一次全面检查就足够了。

83 医生为什么说前列腺增生暂时不宜手术，要先进行膀胱造瘘？

不能手术的患者主要有两种，第一，全身条件太差，手术风险大，伴有严重的心肺疾病，刚刚发生脑血管意外，一些患者晚期肿瘤全身转移，正在进行放化疗，全身营养状态很差。这种情况做 TURP 会加重病情。前列腺增生手术的干预目标是使得患者排尿情况好转，使日常生活不受影响。如果手术本身对患者的危险远大于益处，那么手术就不是合适的选择。第二，患者存在一些其他疾病，使得手术不能立即前行，需要暂时做膀胱造瘘，解决一下排尿问题，当情况好转后再接受手术治疗。比如患者患高血压、糖尿病控制不好，有凝血功能障碍，患者前列腺增生的时间很长，已出现慢性尿潴留，膀胱收缩无力，先暂时做膀胱造瘘，等待膀胱功能改善。

84 前列腺增生的手术适应证？

以下情况建议手术治疗：第一，由于前列腺增生出现反复的血尿。大量血尿患者可能导致血红蛋白值降低，最后出现失血性休克。第二，因前列腺增生引起反复急性尿潴留，可能会使膀胱功能逐渐减退，尿潴留更易发生。第三，前列腺增生引起反复尿路感染，尿频、尿急、尿痛、小便检查出大量白细胞。同时反复尿路感染，在给患者带来疾病困扰的同时，甚至会危及肾脏功能的正常，最终出现全身感染。第四，前列腺增生造成肾、输尿管积水，对肾脏造成不可逆的损害出现尿毒症。第五，前列腺增生引起的膀胱结石，膀胱黏膜在结石的反复刺激下，可能产生恶变。第六，以中叶增生为主的前列腺增生，药物作用并不清晰。

85 前列腺增生的治疗可以不用动手术吗？

治疗良性前列腺增生的手术分成两种：第一种为开放手术，其次就是微创手术，包含前列腺电切、汽化、钬激光前列腺切除。微创手术在实现患者诉求的基础上，明显降低了手术创伤程度，缩短了患者康复时间。经尿道前列腺电切除是治疗 BPH 微创手术的代表，有以下几个优点：手术适应情况更广，手术耗时不长，术中出血少，不需要输血治疗，术后预后不错。

86 哪些良性前列腺增生（BPH）患者可以接受手术微创治疗？

具备中、重度下尿路症状（LUTS），并且已经对日常生活造成困扰。

服药作用差强人意或抵制口服吃药。

经常尿潴留（起码在 1 次拔管后无法排尿或 2 次尿潴留）。

反复血尿，药物治疗无效。

反复泌尿系感染。

膀胱结石。

继发性上尿路积水（伴或不伴肾功能损伤）。

合并腹股沟疝、严重的痔疮或脱肛，治疗不能消除下尿路梗阻，实现患者诊疗诉求。

87 前列腺增生有哪些手术医治方法？

开放手术：临床应用时间长，技术成熟；手术时间不与前列腺体积有联系。缺点：手术创伤较大；年老多病患者难以耐受；流血比微创常见需要及时输血；对患者创伤大；术后恢复慢，卧床时间长；腹部需要切开会残留瘢痕。

微创手术：手术创伤明显减少；术后出血少；手术时间控制在 1 小时左右基本不会出现严重的并发症；术后恢复快；不留下瘢痕。缺点：手术时间与前列腺的体积成正比关系，过大的前列腺采用电切势必延长手术时间；手术时间延长会引起心血管相关的病变；为了保证患者的生命安全，体积大的 BPH 患者需要多次手术。

因此，对于手术方式的选择尤为重要，可以注意以下几点：① 接受治疗的医院是否充分具备开展所选术式的能力和经验；② 听听主诊医生的意见；③ 结合自己的客观情况全面考虑；④ 考虑费用问题。

88 前列腺电切术后有哪些事项需要谨记？

前列腺电切之后的创伤必须静养恢复。在充分恢复到正常之前可能会引起一些其他情况，如血尿、尿痛。TURP 后尿液红色，经过冲洗止血后，两到三天恢复正常，出院后症状再次出现，主要是因为创伤部位尚未恢复抑或是所形成的血痂脱落所致，当粪便偏干的时候，使劲大便后往往会出现复发的表现，因此术后要关注大便的情况，以粗纤维食物为主，需要时可借助通便药物。症状较轻血尿可自行停止，比较严重可上医院就诊，服用止血药后症状就会好转。

术后排尿次数增多，甚至比术前更加严重。主要是新生的创伤需要一个阶段去恢复，恢复前尿液对于创口的影响会很大，因此易产生尿频、尿急。但随着伤口的愈合会逐渐好转，需要 1～2 个月的时间。

术后第一次拔出导尿管却发现没有小便，有以下原因：第一，膀胱收缩功能受损；第二，电切创面浮肿，排尿通路无法畅行，考虑二次插导尿，不可因为畏惧疼痛就不愿排尿，这样可能会使膀胱饱满的厉害，致使急性尿潴留。

术后复查尿常规有红白细胞，没有其他不适症状，泌尿系统 B 超也没有异常，可不需特殊处理，多喝水增加尿量即可。

术后短期 2～3 个月，尽量不要骑车压迫前列腺；洗澡水温过高会刺激前列腺部位血液循环加快，出血的可能性变大。

89 前列腺增生的手术会造成不育吗？

患者在进行前列腺增生手术之后是能够出现性功能障碍的，而且术后很难恢复，主要以阳痿和逆行射精为主。

首先，控制阴茎勃起的有两束神经丛紧贴着前列腺走在它的两侧，然后从阴茎根部进入阴茎内，从而在性生活中控制阴茎的勃起。也就是说，控制勃起的性神经是贴着前列腺外周带。而前列腺增生患者在接受 TURP 手术的时候，用电流产生的高热对前列腺组织进行剔除，电流和热量都有一定的传输距离，是会影响到性神经出现对应神经的伤害。如果损伤严重患者术后就会出现阳痿，但是发生机会很低，为 5%～10%。

还有可能导致另一种性功能的问题：就是例行射精。TURP术后要切除部分内括约肌。会使得里面的门关闭不够严实，当射精的时候，靠近膀胱一侧的门就会处于敞开状态，因此精液就逆行流进膀胱里面。患者本人虽然想射精，然而却没有精液可以射出。这种情况发生的机会还是比较高的，有一半以上。但因为进行手术的患者基本是老年男性，对生小孩没有渴求，故而影响不大。

因此，TURP 对男性功能是有影响，但并不是因为手术操作的原因，而是由手术方式本身所造成的，而且术后是否会对性能力造成影响，与患者本人的情况也有很大的联系。同样的，不同的手术方式，在处理增生的前列腺组织时基本都需要对前列腺包膜进行深部的止血处理，有的是电流，有的是激光的凝固作用，也都存在对性神经损害的可能。因此，每个手术方式造成勃起功能障碍的可能性虽有差异，但区别不大。

90 良性前列腺增生（BPH）的术中风险和并发症主要有哪些？

合用前列腺体积在 80 mL 之下的 BPH 患者。因冲洗液机体接收过多可能会致使血容量扩充及稀释性的低钠血症（即经尿道电切综合征），概率是 2%。同时由于术中出血多、手术时间长和前列腺体积大等危险因素都会增加经尿道电切综合征的可能性。

91 良性前列腺增生（BPH）的中医治疗原则是什么？

中医治疗原则在于通字，分虚实两端。

实证：湿热蕴结：八正散；肺热雍盛：清肺饮；肝郁气滞：沉香散；精室瘀阻：代抵当丸。虚证：中气不足：补中益气汤；肾阳不足，济生肾气丸；肾阴亏损：知柏地黄丸。

单方验方（消毒棉签、皂角粉吹鼻）、针灸（急性尿潴留）、外治法（保留灌肠法、直肠点滴法、栓剂塞入法）、中医导引功法（八段锦、导引尿控操、回春功）。

第二节　前列腺炎的治疗

92 慢性前列腺炎为什么不易治愈？

前列腺炎易在过度的性生活、自慰、喝酒、吃刺激性强的食物、寒冷、寒凉、会阴部损伤等情况下诱发或加重前列腺炎的症状，但是以这些因素并不能够为慢性非细菌性前列腺炎缠绵难愈解释，其有着更复杂的机制。抗生素针对慢性前细菌性前列腺炎，仅仅使用抗生素未必能够达到患者可以接受的疗效，主要是抗生素不易侵入前列腺外周那层厚厚的包膜。还在于现代医学也发现慢性细菌性前列腺炎也并非仅仅细菌致病那么简单。由于病因尚不明确，医治大抵是对症治疗。

精神心理因素。由于患者久治不愈，精神负担过重，甚至出现人格特性的改变，从而消极的对待疾病，不仅对治疗毫无用处，甚至会加重症状。因此，患者应当为自己树立战胜疾病的信心，培养良好的生活习惯，消除不正常的猜测和顾虑，同医生配合采取合理的药物治疗。

不良生活习惯的持续存在。平时不考究卫生、不洁性生活、淫乱行为、频繁性交或自慰、纵酒、过多进食刺激性食物，长距离骑行或久坐、关键区域不留心保暖等致使前列腺持续充血，诱引起前列腺部位的炎症反复，是其反复易发的主要缘故。因此，在患病及治疗期间依然存在这些不良习惯，会无形中增加治疗的难度。

医患关系复杂。有些"医生"利用了部分患者心理素质差、医疗知识匮乏等原因，夸大病情，骗取钱财，治疗效果不佳，延误治疗病机，往往出现了患者看病难、医师行医难的两难境况。

93 慢性前列腺炎都有治疗的必要吗？

临床工作中常会遇到并未感到什么不适，只是因为种种原因在精液、前列腺液、前列腺按摩后尿液中无意中确诊炎症反应才引起重视。患者因慢性前列腺炎进行常规检查时，偶然涉及前列腺特异性抗原发现 PSA 水平升高，而在穿刺活检中没有发现前列腺癌，却发现了炎症的存在，属于较为特殊的一类前列腺炎：没有什么不适的炎症性前列腺炎，即Ⅳ型前列腺炎，通常来说是不需要处理的，当出现合并不育、前列腺癌、前列腺增生或其他疾病时需要对症处理。

慢性前列腺炎患者在心理层面过度忧虑自己的身体状况，以至于即使没有什么不舒服同样会提心吊胆。而这仅仅是慢性前列腺炎患者心理上的异常改变，对于这些患者来讲，心理调节（安慰剂治疗）很重要，效果也往往不错。

94 应该如何配合慢性前列腺炎的医治？

久坐和长时间骑车：久坐会使血液循环变慢，导致盆腔瘀血，会使得前列腺炎症出现反复，骑车和久坐的道理一样，引起会阴及前列腺局部的充血和瘀血，加上骑车比坐位对会阴前列腺部的损伤更加明显。我国是世界闻名的"自行车王国"，慢性前列腺炎有可能因此而高发。饮酒：酒进入人体后会扩大血管，尤其扩大脏器血管。急性前列腺炎时饮酒是绝对禁忌，以免干扰治疗。慢性前列腺炎患者，常规建议戒酒，不能大量频繁的饮酒，要不然不仅前列腺局部持续处在充血情况，干预治疗；而且长期大量的喝酒也会造成肝脏、肾脏的负担，降低机体防御机能，使细菌、病毒及其他微生物易于危害前列腺，让病情恶化或症状再现。

过食刺激性食物：长期大量进食辛辣、肥腻等刺激性食物，就会让前列腺充血过多而加剧病情。慢性前列腺炎的症状也会因为浓茶、咖啡而加重。

不健康的性行为：过多的性冲动对前列腺的影响较大。有的已婚男性采取忍精不射或压迫会阴的避孕方式，致使精液回流进前列腺，最终影响到慢性前列腺炎的治疗。

慢性前列腺炎迁延日久，易于复发，在接受药物治疗和物理治疗的同时科学的自我调理也是非常的关键。"三分治疗，七分调理"，总的来说，避免久坐和长期骑车，戒酒，不吃辛辣食物，少饮浓茶和浓咖啡，多饮水，规律的体育锻炼，已婚男性维持定期的性生活，未婚男性进行合适程度的自慰，自慰行为可以释放性欲和性冲动，减少前列腺的充血；慢性前列腺炎患者要坚定可以治愈的决心。慢性前列腺炎是能够痊愈的，并且综合医治效果很明显。

95 **急性细菌性前列腺炎（ABP）如何抗感染治疗？**

需行中段尿细菌培养和药物敏感实验，多主张二代及以上头孢菌素类，氟喹诺酮类抗菌药物如头孢呋辛、头孢曲松；染上沙眼衣原体或支原体，则可选用大环内酯类抗生素。

96 **ABP 什么时候需要手术治疗？**

若前列腺形成脓肿，那么就需要经直肠或经会阴部打开脓肿放出脓液。若仅在前列腺内，则使用尿道镜行前列腺穿刺排脓术，同时打入抗菌药物。

97 **ABP 中医治疗？**

治疗原则：清热解毒，利湿通淋。

热毒内盛：五味消毒饮；湿热下注：八正散；心火亢盛：导赤散。

98 **慢性细菌性前列腺炎（CBP）如何抗感染治疗？**

抗菌药物应选择高解离系数，弱碱性，高脂溶性或血浆蛋白结合率低的，疗程为 4～6 周。治疗期间应及时评估疗效，症状缓解可停药观察，部分缓解可继续使用。常用药物为氟喹诺酮类、四环素类、大环内酯类。

99 CBP 局部治疗有哪些？

局部医疗有前列腺按摩、热水坐浴、热疗、生物反馈治疗及心理疗法。

前列腺按摩：前列腺按摩后及时排除尿液，混入其中的后尿道的炎性分泌物能够一并出来。

热水坐浴：使局部血循环有起色，帮助炎症消解，对会阴部疼痛等局部情况起到很大的帮助作用。

热疗、生物反馈治疗及心理疗法：物理手段发出的热量，有促进前列腺组织的血液循环，加快新陈代谢，缓和盆底肌肉紧张，消弭炎性水肿等帮助。

100 CBP 的中医医疗方式？

治疗原则：清热利湿，活血化瘀。

湿热蕴结。程氏萆薢分清饮；瘀阻精室：复元活血汤，肾阳不足：济生肾气丸；肾阴不足：知柏地黄外丸。

101 慢性前列腺炎 / 慢性盆腔疼痛综合征（CP/CPPS）对症医疗有哪些？

α 受体阻滞剂：降低膀胱后尿道前列腺内张力，放松膀胱颈后尿道，使排尿情况好转，消弭前列腺内和射精管系统的尿液回流，使排尿功能有起色，减轻疼痛，使患者生活体验提升。常用的有特拉唑嗪、阿夫唑嗪、多沙唑嗪、坦索罗辛。可能致使眩晕和直立性低血压等不良反应。

非甾体类抗炎镇痛药：以缓解疼痛和不适。需警惕长期服用的不良反应。

其他药物：GABA 受体阻滞剂，平滑肌松弛剂，M 受体阻滞剂，植物制剂。

102 CP/CPPS 如何抗感染治疗？

抗感染治疗至少 4～6 周，单一抗菌药物（喹诺酮或四环素类），如果无效，选择其他治疗。明确沙眼衣原体、支原体，口服大环内酯类、四环素类。

103 CP/CPPS 的其他治疗有哪些？

热疗：热量刺激，使得前列腺腺体内热量平稳上升，血管扩展，血流迅速，血液循环改进，白细胞吞噬能力加强，局部代谢产物和毒素更易代谢出去，加强抗生素的杀菌能力，帮助炎症消弭，去除组织水肿，缓和盆底肌肉紧张，缓解症状。

前列腺按摩：促进前列腺血液循环，腺体排空，促进引流，增加局部的药物浓度，改善情况。

生物反馈和电刺激治疗：帮助盆底肌疲劳性松懈、近乎调和，松懈外括约肌，改善疼痛与不适。

心理治疗：缓解患者的紧张和恐惧情绪。

104 CP/CPPS 中医医治有何特色？

原则：清热利湿、疏肝理气，活血化瘀，扶正祛邪。

湿热下注：八正散；气滞血瘀：复元活血汤；肝气郁结：柴胡疏肝散；肾阳不足：济生肾气丸；肾阴亏虚：知柏地黄丸；湿热瘀滞：龙胆泻肝汤合桃红四物汤。

外治法：① 中药保留灌肠：恢复局部血液循环，帮助局部药物吸收和前列腺淤积物代谢，温热条件能下调痛觉神经兴奋性，减少炎性水肿，去除局部神经末梢紧张，帮助肌肉、肌腱、韧带松懈以消肿止痛。灌肠方法，以滴注法为最好；② 栓剂塞肛：缓解会阴部，腰骶部坠胀痛难受；③ 针灸治疗；④ 药物离子导入，中药坐浴、中药熏洗，中药贴敷、脐疗。

105 前列腺炎可以通过手术根治吗？

有一种理论觉得，因为持续慢性炎症的影响，造成前列腺腺体内纤维化，同时出现小脓腔，腺体及周围组织被类似瘢痕的组织包裹，血供不足，从而干预血液内的药物向病灶里起作用。针对这类改变，实行通过单纯进行前列腺内注射抗生素以达到医治慢性前列腺炎，觉得把药物直接打入前列腺能够避免以上情况，可以在前列腺内抵达足够的药物浓度，运用于日常诊疗中取得不错的疗效。由于没有开展这项技术的经验，很难给大家一个明确的答案。但在临床诊疗过程中发现，"片面夸大前列腺腺体内注射疗效"的现象确实普遍存在。

前列腺腺体内注射药物是一种有创治疗，存在几个无法处理的麻烦：一、局部打入药物的途径有经会阴、直肠及耻骨上穿刺注射法，不易实施，即使有 B 超引导也有可能失误穿入尿道、精囊、前列腺周围组织，造成血尿、血精和血便；且消毒不严格，有将细菌和其他微生物侵染入腺体的机会，导致急性感染，乃至于产生前列腺囊肿。加之每个患者前列腺内的病原体相似度不高，有的甚至根本没有病原体。所以，在操作前应进行前列腺液的细菌培养和药敏实验，以细菌培养和药敏实验结果为主，筛选合适的抗生素医治。有的直接是同一配方，那么效果可想而知。对前列腺腺体的多次穿刺增加了出血的风险，损坏腺体构造，加剧局部的炎症和免疫反应，致使前列腺腺体纤维化，给后期治疗造成很大麻烦。因此，局部注射药物不能作为常规治疗方法，只有有选择地对一些难治性、复杂性的患者进行实验性治疗，否则很可能利大于弊。

有些患者在治疗过程中饱受"折磨"，甚至干脆要求切除前列腺，以为这样就能摆脱疾病的痛苦，其实这也是一种误解。

针对慢性前列腺炎患者，往往不会对其进行手术干预。绝大部分患者在接受合理高效的综合治疗后，情况都出现了令人满意的改变，并且前列腺是成年男性的重要性器官，手术切除会带来严重的后果，影响性功能乃至夫妻性生活和谐，这对中青年患者影响极大。加上手术剔除前列腺也无法达到患者的所有的治疗诉求，术后不仅旧的情况没有处理掉，又容易惹出新麻烦。仅仅是好些无法忍受的极为有危害、正常医治也无法缓解，或者年龄偏大合并前列腺增生不利于排尿的患者，偶尔术后会达到一些使患者舒服的情况。即使是这样的患者，也应在术前充分了解术手术的风险和并发症，千万不能对手术治疗效果的期望值过高，否则术后身体和心理上的负面作用，反而会进一步增加患者的痛苦。

第三节　前列腺癌的治疗

106 前列腺癌能不能预防？

一些科学的生活习惯可能在防止前列腺癌的出现方面有着很大的帮助。

前列腺癌发病相关的因素：年龄、种族、家族史。这些因素是患者本人无法回避，医生也无法调控的。

性活动方面：大部分前列腺癌是属于依赖雄激素的，受体内睾酮的影响。数据表明，前列腺癌患者的性活动频繁，青春期开始比较早，首次遗精早点出现，前列腺癌发生的可能性越高。手淫与前列腺癌也有相关性。没有性功能的年纪越老，前列腺癌发生的可能性越高。

饮食方面：高脂肪饮食对前列腺癌是致病可能，红色肉类危害性最高，鱼和奶成品的脂肪则影响较小；食物中维生素 A 的摄入与前列腺癌的出现有着微妙的关系，直接来源于肉类的维生素 A 放大了前列腺癌的发生率，但是蔬菜水果内的类胡萝卜素转变出来的维生素 A 能预防前列腺癌的出现。类胡萝卜素中的番红素无法变成维生素 A，但可降低前列腺癌的发生率；维生素 D 和维生素

E 的摄取可以控制患前腺癌的出现；硒、锌元素的水平高，前列腺癌发生的机会反而会偏低。

绿茶：绿茶中含有黄酮醇，黄酮醇有克制癌细胞的功效。

体重和前列腺癌：肥硕者易于得前列腺癌，肥硕人动物脂肪摄入多，户外活动少。

107 前列腺癌主要的治疗方法有哪些？

目前治疗前列腺癌的方法分为治愈性治疗和姑息性治疗。

治愈性治疗包括外科手术、体外适型放射治疗、放射性粒子种植治疗、冷冻治疗、高能聚焦超声治疗和组织内肿瘤射频消融等；姑息性治疗为前列腺癌内分泌治疗、化疗、放射性核素治疗。

目前最常用的治愈性治疗方法是外科手术，称为前列腺癌根治术，把前列腺和肿瘤全部切去。

另外针对前列腺癌的新手段是体外适型放射治疗（英文缩写EBRT），通过外照射的方法，增加前列腺区域的最大照射剂量同时缩减前列腺附近部位的照射剂量，这样的处理方法可降低传统体外放射治疗的不适情况，有效地提高治疗效果。

放射性粒子种植治疗又称近距离放疗，是前列腺癌的治愈性医治方法之一，此方法对前列腺癌杀伤，危害不大、基本可以作为单一治疗手段，把放射性粒子从会阴部皮肤植入前列腺内部来达到治愈的目的。凭据患者肿瘤的分级、分期、PSA 值，后期使用很有帮助。

冷冻治疗是一种微创医治手段，多是外照射医治后没有作用的前列腺癌患者的后续处理。在超声指引下将−96℃的液氮注入探针，穿过会阴部皮肤打入前列腺中，把肿瘤细胞冷冻并杀死。

高能聚焦超声治疗和组织内肿瘤射频消融是目前还处在尝试期间的区域处理手段，还没有应用于临床，它们的医治情况尚模糊，疗效需获得病房治疗成果的支撑。

姑息性治疗是前列腺癌内分泌治疗，是以延缓肿瘤进展和缓解肿瘤相关症状为目的，主要包含服用药物、注射、服用药物联合注射、切去双侧睾丸。通过去除或阻止睾酮（即雄激素）的产生，克制前列腺癌细胞的发展。

转移性前列腺癌去势抵抗化疗方法，目前研究已经证实：

卡巴他赛对于延长患者的有效生存时间有很大帮助，阿比特龙是最具临床应用价值的新药，同时治疗的有效率也是非常可观的。

对于医治前列腺癌骨转移骨痛患者常用核素医治的处理手段，二膦酸盐类药品是常用干预手段。

生物靶向治疗仍在临床试验中，有待进一步研究。

108 前列腺癌根治术的术中风险和术后重要的并发症有哪些？

当下前列腺癌根治术相关致死情况不足 0.1%，术中伴发情况基本为危重出血、感染、直肠损害；术后并发症有阴茎无法正常勃起、压力性尿失禁、膀胱尿道吻合口挛缩狭小、尿道窄小、下肢深静脉血栓、淋巴瘘、淋巴囊肿、尿瘘、肺栓塞、肺炎等。腹腔镜前列腺癌根治术可能发展为开腹手术、气体栓塞、高碳酸血症、继发出血、穿刺部位切口疝，以及肿瘤细胞切口种植等并发症。一般多见阴茎无法正常勃起和排尿无法控制，其余均较罕见。

109 哪些患者可以接受前列腺癌根治术？

前列腺癌根治术需要针对那些有治疗希望的前列腺癌患者，① 适用于临床分期 T1 和 T2 的局限前列腺癌患者；② 预计存活时间超过 10 年的患者可采取根治术；③ 适用于身体状况良好、没有要紧的心肺疾病、没有凝血功能异常、能承受全身麻醉和手术者。

前列腺癌根治术前需要有准备？

患者在术前应健康饮食并保持正常体能锻炼；术前 10 天开始应中断吃阿司匹林或非甾体类抗炎药品；手术前 1 天需服用药物排空肠道为手术做准备，术前 1 天需改为吃流食，术前灌洗直肠；患者术前维持良好的睡眠，以备有充沛的体力可以来经受手术。

110 出院后有哪些注意事项？

术后 2～3 周时待膀胱与尿道连接部位基本愈合后可拔除导尿管。

在拔去导尿管后，患者需要针对盆底肌肉做功能恢复训练，以尽快恢复控尿能力。

患者有规律吃饭，经常饮水，戒烟酒和辣味饭菜，要保障大便顺利，不要出现大便干的情况；多休息，保障良好睡觉质量，不要长时间坐着，半年之内不骑车；逐渐加大活动量，适当体育活动，但不要做幅度大的运动。

术后按照指示按期查 PSA 值。

111 前列腺癌根治术的手术成功率有多少？

一般来说，70% 临床局限型前列腺癌患者接受前列腺癌根治术能够不再出现肿瘤存活大于 10 年的时间。

112 如果根治术失败还能选择什么治疗？

手术治疗失败后的一种补充性局部治疗，可选择挽救性放射治疗，放疗联合内分泌治疗可进一步增强挽救性治疗的疗效。患者需要满足以下条件：① 预期寿命＞10 年；② 身体一般情况良好；③ 单单有生化指标异常没有远处转移的表现；④ 病房患者前列腺窝部分区域再现。

113 前列腺癌放化疗后影响性生活吗？

可以进行正常的夫妻生活，次数如何决定，要按照病情、年龄、体力、精神状态以及营养状况来考demo。研究表明：康复期患者进行一些性生活对机体情况是有益的，帮助昂扬精神，再次燃起生活的斗志，对患者的治疗、康复等有很大的帮助。该病不会因性生活传播，所以，性对象完全不需要担心染病，可以正常享受性生活，调节患者心性状态，有利于康复。

114 如何认识前列腺癌治疗中的放射治疗？

放射治疗与根治性手术手段效果接近，也是局限性前列腺癌的治愈方法，对年龄过大、身体状况欠佳、难以耐受前列腺癌的患者实用。在转移性前列腺癌放疗身上的作用，主要为了缩小转移灶肿瘤的体积，减少肿瘤压迫引起的症状，由于无法取得完整的前列腺标本，因此不能准确判断病理分期、分级，对下一步的治疗增加了困难，且放疗后再现，再次手术困难大，并发症显著增多。

115 体外放射治疗有何后遗症？

不良反应的危害情况因照射的总剂量、每日照射剂量、治疗形式、治疗区域、患者个人的接受度不同而变化。不良反应有急性和延迟两类。多见的急性不良反应包含大便次数增减、肠道出血、皮肤反应、水肿、乏力、尿路病症（排尿困难、尿频、排尿等候、遗尿等）、骨髓抑制等；少见的不良反应包括腿部肿胀、阴囊水肿、阴茎水肿等。延迟不良反应包括肠道功能障碍、永久性尿路症状（血尿、尿道狭窄）、勃起功能障碍、皮肤及皮下组织纤维化，以及耻骨和软组织坏死。较常见的不良反应是肠道相关症状，通常在治疗后 2～3 周出现，如腹泻、腹痛、肠痉挛、直肠疼痛和直肠出血。

116 放射性粒子种植治疗后对家人有危害吗？放射性粒子种植治疗后该如何随访？

对家人没有放射性危害。然而一些学者建议，患者在粒子种植治疗后的 2 个月内，最好不要接触孕妇和小孩。

在粒子植入后 2 年内，需要每 1～3 个月复查 1 次 PSA 值；2 年后，每 6 个月检测 1 次 PSA 值。此外还有必要每年进行 1 次盆腔 CT 检查和 ECT 骨扫描检查，了解前列腺区域淋巴结转移情况和骨转移情况。

117 什么是三维适形放疗？

三维适形放疗属于体外远距离照射，治疗方式就是把放射线的高剂量在三维方向上，针对靶器官的形状做适应性分布，同时使靶器官内部的剂量是该高的地方高，该低的地方低。

具体地讲，以往传统的前列腺癌放疗都是事先人为确定一个照射区域，为了让这个区域包括前列腺、膀胱颈、淋巴结等，往往选择的照射面积比较大，而当放疗一开始，放射线就在这个选定的区域内平均照射，因此很不精准。另外，由于放疗过程中这个放射区域是不变的，而放射线的走向也是固定的，因此如果前后照射的话，由于放射线是沿直线传播的，所以位于前列腺正后方的直肠就难逃放射线损伤。

而在三维适形放疗中，放射源在放疗过程中是围绕前列腺旋转的。在这个过程中，因为放射源旋转到的位置不同，在同一位置上，前列腺的样子也不同。在计算机的辅助下，放射源每到一个新位置，就根据前列腺的轮廓重新制定放射的区域和剂量。这样虽然前列腺部位接受的累积放射量已达到很高剂量，但周围的健康组织却并没有接受很多射线，这也正是三维适形放疗的优点所在。

三维适形放疗，真正做到了把"好钢用在刀刃上"，集中"优势兵力"歼灭"敌人"的要求。目前国内很多医院已经常规开展了这项技术，把前列腺癌的放疗技术水平提高到一个崭新的高度。

118 前列腺癌手术或放疗后为何要定期随访？

前列腺癌同其他恶性肿瘤一样，即使接受了彻底治疗，以后还是有可能复发和转移的。这也是为什么医生会督促每一名患者治疗后要定期随访复查的原因。任何恶性肿瘤本身都具备浸润发展以及远处转移的隐藏风险。手术和放疗只能将前列腺局部的肿瘤细胞杀死，而对于转移或者进入到治疗区域以外的肿瘤细胞是无能为力的。目前为止还没有任何一项检查可以百分百地确定每一个肿瘤细胞都已经被清除。有些患者治疗前可能已经有个别的肿瘤细胞转移或者浸润到前列腺的外面，超出了根治术或者放疗的控制范围。但是，由于这些细胞很少，无论通过影像学检查还是血液检查都不能发现他们。很多这样的患者进行治疗后，初期的效果是不错的，病理检查也没有异常，但这些癌细胞已经为肿瘤的复发和转移打下了埋伏，在条件合适时，这些在治疗时难以发现的"亚临床灶"，最终造成了肿瘤的复发，并危及患者的生命。前列腺特异性抗原 PSA 指数是前列腺癌治疗结束必不可少的关键的数值。前列腺癌根治术后，患者的 PSA 会呈下降趋势，治疗后一个月左右降至最低点，这时需要进行复查，放疗能够将 PSA 值逐渐地降低下来，需要 3～6 个月才可以降到可观的数值。通常来讲，在治疗结束的首个两年内，每 3 个月需要做一次复测，第三年以后 6 个月需要再看一次结果。如果 PSA 稳定在很低的水平（小于 $0.4～0.6\,\mu g/L$）可以适当地延长，PSA 复查的间隔。而假设存在 PSA 值增多的情况，就要进行多次的 PSA 检查，并及时结束有效的治疗。除外查 PSA，在每次看病的时候还可结合自身的实际感受，适当的接受直肠指诊、骨骼扫描、拍摄 X 胸片等检测。

119 什么是内分泌治疗？

当下前列腺癌的内分泌医治方法有：① 抑制睾酮分泌：有手术去势或药物去势（促黄体生成素释放激素类似物，LHRH-a）；② 阻止雄激素与雄激素受体结合：使用抗雄激素药品抢夺雄激素与前列腺癌细胞表面的雄激素受体结合。两种方法配合运用可以在阻断雄激素上达到最理想的结果。另外还有减少肾上腺来源雄激素的合成等。

具体的内分泌手段很丰富可以多方考虑：单纯去势（手术或药物），最大限度雄激素阻断（MAB），间歇性内分泌治疗，辅助内分泌治疗，新辅助内分泌治疗等。

120 前列腺癌药物去势治疗适用于什么情况？

去势治疗是当下针对进展性和转移性前列腺癌的正规手段，适应证包含：局限性前列腺癌；进展性前列腺癌；转移性前列腺癌。

121 手术去势和药物去势哪个更好？

手术去势是通过手术途径切除患者的双侧睾丸，以消除正常情况下由睾丸所产生的睾酮，一般将血清睾酮低于 50 ng/mL 定义为去势水平。其主要不足是睾丸全部切去以后给患者带来很大的心理负担，患者要做一次创伤性处理，不能进行间断的内分泌治疗；好处是医药费开销不大，血清睾酮在术后 2 天可以快速达到去势水平，能早期控制疾病发展。对夫妻关系和患者社会心理状态的改善更佳，降低第一年心血管风险，对老年认知功能影响小。

药物去势最常运用促黄体生成素释放激素类似物（LHRH-a）进入下丘脑垂体性腺轴，通过反馈性抑制，控制睾酮至去势水平。其不足是开销太大，血清睾酮值降低时间长，会出现一过性睾酮升高的情况，有机会发生"闪烁反应"；优点在于免除创伤，保存了男性器官。

手术去势和药物去势各有利弊。但目前，多数专家认为 LHRH-a 已变成雄激素去势的治疗准则。

122 内分泌治疗的不良反应有哪些？该如何处理？

去势手段处理约 90% 的患者会发生性欲下降和性功能障碍。50%～80% 的患者可出现潮热反应，类似更年期症状，这与体内激素水平紊乱有关。长期使用内分泌治疗者还可出现乏力、贫血、骨质疏松、肌肉消耗和脂肪的重分布（皮下脂肪增厚）以及认知功能障碍。使用抗雄激素药物或雌二醇的患者较单纯去势治疗的患者更易出现男性乳腺组织发育，表现为双侧乳房胀痛。

老年患者由于年龄因素其骨密度下降，当接受雄激素去除治疗后，由于钙质流失，其骨密度进一步下降，从而导致骨质丢失和骨质疏松症。骨折的可能性因骨质变脆的程度而升高。患者持续内分泌治疗越久，发生骨折的可能性越大。内分泌治疗5年后出现骨折的机会是19.4%，而未接受内分泌治疗的同年龄男性的机会是12.6%；进行内分泌治疗15年后的出现骨折的概率是40.5%，而没有做内分泌治疗的老年男性组出现骨折的概率是19%。骨质疏松症的治疗开始受到人们关注。二磷酸盐可以用于防止内分泌治疗患者的骨质疏松症，而高效能二磷酸盐唑来膦酸可以进一步提高接受内分泌处理患者的骨密度。皮下注射雌二醇同样能够提高前列腺癌患者的骨密度。戒烟、适当锻炼保持正常体重，补充含钙、镁、硼等微量元素的骨补充剂及人工合成维生素D和钙，对于提高骨密度也非常有帮助。

潮热作为雄激素去除治疗的不良反应在100多年前就已经被发现，其主要表现为经常性、周期性的燥热和出汗（一般是下午和晚间），主观上感觉躯体上部和头部发热，接着表现为出汗，伴有烦躁、焦虑等情绪变化，类似于更年期女性的突发热感。在接受内分泌治疗患者中有50%～80%可出现潮热，是内分泌治疗后最常见的并发症，但并不会导致生命危险。潮热的病因目前还不能明确，往往可自行出现或者在体位改变、喝热水、环境温度变动情况下出现。目前提出的可能机制包括：下丘脑肾上腺素浓度增高、β内啡肽浓度改变、降钙素相关基因多肽对下丘脑体温调节中枢的影响等。由于时间节点变长，潮热出现的次数和出现的强度都会降低，但在一些患者中即便是停止内分泌治疗，症状也可长期与患者共存。对于潮热情况严重的患者，可以考虑对应处理以减轻不适。由于潮热是因体内激素水平发生改变而发生的，因此治疗的关键在于调整体内激素环境平衡。

抗抑郁药，尤其是5羟色胺再摄取抑制剂文拉法辛（venlafaxine）（每次12.5 mg，每天2顿口服），可以让超过50%患者的潮热情况得到缓解。轻至中度的潮热症状可以靠口服维生素E（每天

800 IU）来控制；如果无效，可以再加用甲地孕酮治疗。同时，限制咖啡因的摄入、避免剧烈紧张的运动，以及生活在温暖舒适的环境也有助于控制潮热症状。

性功能障碍（包含勃起功能障碍和性欲减退）也是内分泌治疗的常见不良反应。仅 20% 患者在进行内分泌治疗后能够维持正常的勃起能力，但是近 95% 的患者在接受内分泌治疗后出现性欲减退，并且还有可能出现阴茎体积和长度缩小、夜间阴茎勃起减少和睾丸体积缩小等情况。性需求和内分泌治疗的时间休戚相关。性欲减退的治疗非常困难，除非停止内分泌治疗。药物治疗（如口服 5 型磷酸二酯酶抑制剂），或者局部治疗（如阴茎海绵体内注射前列腺素）在部分患者中仍有效，但是患者可能不愿意长期采用此类方法。尽管如此，多数患者对性功能障碍这一不良反应并不在意。目前正在病房实验中的间断的内分泌治疗有望使患者在内分泌治疗的停药期间恢复性欲和勃起功能。

不论男生或者女性，性腺能力不足都会导致认知能力减退。数据发现，进行内分泌治疗的前列腺癌患者的认知能力显著降低，主要表现在处理解决复杂问题的能力和空间分辨感的降低。对于认知功能障碍，重组人红细胞生成素 α 的疗效很好，即使每 1～2 周使用 4 000 IU，也能获得不错的疗效。

肌肉体积减小和脂肪比例增多同样十分常见。内分泌治疗 1 年后，体重增加 3～15 kg，平均增加 6 kg。由于雄激素下降还会同时降低肌肉的体积，因此增加的体重都是体内脂肪的增多。体内脂肪平均增加 9.4%～23.8%。相对于正常体重的患者，因前列腺癌出现死亡的肥胖患者增加了 34%。内分泌治疗导致体内物质构成比例的改变也许会增加前列腺癌患者的总体死亡风险。因此，通过饮食节制和坚持运动能够合理地维持重量，避免脂肪堆积，能够遏制前列腺癌的进展，对于那些每周能坚持超过 3 小时体能锻炼的 65 岁以上老年男性，前列腺癌引起的死亡人可以减少 70%。

内分泌治疗后机体内激素的多少的改变也会对乳腺组织起到

作用。雌激素类药物，如己烯雌酚，能引起近 40% 前列腺癌患者出现了乳房的发育；抗雄激素类药品可使睾酮转化为雌二醇，同样可以致使男性乳房生长；男性乳房生长与伴随疼痛能够同时或者单一出现。在接受比卡鲁胺每天 150 mg 治疗的患者里，男生乳房出现生长的有 66.3%，伴有疼痛的是 72.7%。局部低剂量放射治疗（10 Gy）已经被用于预防或减轻因己烯雌酚或抗雄激素药物引起的男性乳房发育；一旦男性乳房发育已经发生，放射治疗将无效。抽脂或者切去皮下乳腺能够用来针对出现的男性乳房生长。另外，雌激素受体抑制剂（如三苯氧胺）也能处理乳房胀痛。

贫血也是内分泌治疗的不良反应之一，进行全雄阻断处理的患者中有 90% 将发生血红蛋白值的降低，同时幅度 > 10%，平均降低 15 g/L。内分泌治疗 1 个月后，血红蛋白浓度出现降低，而且可连续 4 个月以上。如果肿瘤侵害骨髓，或肿瘤造成大出血，可以进一步加重贫血。最近数据表明，内分泌治疗后出现贫血的患者（血红蛋白浓度 < 120 g/L），其存活时间将缩短。贫血的原因可能是由于缺少睾酮对红细胞前体的刺激，以及红细胞生成素的减少。贫血患者在进行人重组红细胞生成素处理后得到改善。停止内分泌治疗后，贫血也会得以恢复，但可能需要 1 年甚至更长的时间。

⑫ 什么是新辅助内分泌治疗？

在根治性前列腺切除术前或放疗前做的内分泌治疗称之为新辅助内分泌治疗（通常是 3~6 个月），目的是为了缩小肿瘤和前列腺的体积，有利于后续手术和放射治疗的进行，把握度更高。数据显示，在放射治疗前做内分泌治疗，可以控制病情的进展步伐；术前新辅助内分泌治疗可以延长根治术患者的总生存时间还没有确切答案，它不影响术后生化指标再现的可能，可是对切缘阳性率降低是有作用的。然而，新辅助内分泌治疗对病理诊断，尤其是根治术后的病理检测，会有显著的影响。因为 3 个月的内分泌治疗后，前列腺癌细胞发生凋亡和退缩，会改变显微镜下的前列腺癌细胞形态，以致病理科医生很难对其做出合适的病理判断。

124 前列腺癌可以单吃抗雄激素药物治疗吗？

针对前列腺癌的处理有许多，建议有手术指针的通过手术治疗把病变的前列腺去除；不能进行手术的患者可以实施消除雄激素的办法来遏制前列腺癌细胞的发展。双侧睾丸切除是最近经典的消除睾丸雄激素睾酮的有效方法，简便快速、经济实惠。LHRH类似物的发明，开创了不用手术达到去除睾丸雄激素的目的，免除手术去势的身心创伤，但仍需每月注射才能维持疗效。同时，即使去除了睾丸来源的雄激素，仍不能完全阻断前列腺癌细胞的营养功能。要想达到理想的治疗效果，还需要继续口服可以在受体水平阻断前列腺癌细胞与残存雄激素结合的"抗雄药物"才行。手术或长期注射，再加上长期口服抗雄药物治疗，才能达到满意的疗效。

目前还有一种简单，只吃药就能达到满意疗效的方法——单独使用抗雄激素类药物疗法。

抗雄激素类药品疗法有两种类型，即类固醇和非类固醇。类固醇抗雄激素包含甲地孕酮、乙酸黄体酮，其发挥功效除了阻断前列腺癌细胞的雄激素受体外，还能克制垂体释放黄体生成素（LH），以便于降低睾酮和双氢睾酮水平。也就说具有了药物去势和抗雄的双重作用，因此单独用于前列腺癌治疗有效。但是，单独应用类固醇抗雄药物具有心血管毒性。此外，此类药物会减少体内的睾酮量，对性功能具有很大帮助。

非类固醇抗雄激素药物，当下国内使用较多的有氟他胺比卡鲁胺，由于该类药品只有抗雄激素活性，且效率明显强于类固醇抗雄药品，看病时更为常用。研究表明，单独使用常规剂量的氟他胺对雄激素的阻断力度不够强，很难达到同去势治疗相似的效果。比卡鲁胺是才出的非类固醇抗雄药品，与氟他胺不同，对肝脏损害很少，能够加量服用。

125 激素治疗的不良反应？

激素治疗针对前列腺癌帮助非常大，但存在一个问题：必须坚持长期治疗。临床最常用的促黄体生成素释放激素类似物（如诺雷德），除了可以避免器官残缺外，还具有治疗可逆性的优点。但是，LHRH-a 类药物具有价格昂贵、不能快速达到睾酮去势水平以及用药初期暂时性睾酮水平升高等不足。同时，由于使用 LHRH-a 类药物后，体内睾酮浓度最终将达到去势水平。因此，同样会产生接触睾丸后相似的不良反应。

在抗雄激素药物的应用方面，雌激素由于容易导致危及生命的心血管并发症及血栓栓塞，水潴留等并发症，其临床地位已经为相对安全的非类固醇药物所取代。氟他胺的主要不良反应包括恶心、呕吐和腹泻等，男性乳房女性化也会发生，可能与循环中雌激素增加有关。值得注意的是，氟他胺在通过肝脏发挥作用并生成有抗雄激素功能的羟基氟他胺，因此存在一定的肝毒性，在服药阶段要按时做肝脏酶学检查。比卡鲁胺每日只需要服药一次，对肝脏的伤害明显不至于氟他胺的伤害，应用前景广泛，主要的不良反应有乳房胀痛、男性乳房女性化和皮肤潮红、轻度腹泻等，一般无需特殊。

对于晚期前列腺癌患者，第一个处理手段就是内分泌治疗，即激素治疗。激素治疗方法也很多，有手术的，有注射的，也有口服。药物的作用机制不同，作用部位不同，疗效不同，对身体所产生的影响就更不尽相同了。

126 如何有效地撤销抗雄激素药物？

在接受抗雄激素处理前列腺癌患者时，在致病时，假设出现 PSA 水平逐渐升高，如果将抗雄性激素停用，一些患者的 PSA 水平会出现降低，这就是雄激素撤退综合征，也叫作抗雄激素撤退效应。最早是在使用氟他胺类药物中发现的，此后随着抗雄激素药物种类的逐渐增多，其他抗雄激素药物治疗的患者中也观察到了此种现象，就将此类情况笼统地概括为抗雄激素撤退效应。

对于使用氟他胺的药继续治疗的前列腺癌患者，当治疗过程中 PSA 水平逐渐升高，往往意味着前列腺癌将进入激素非依赖期。一旦出现这种情况，临床上最先采取的措施就是停用抗雄激素药物，观察是否抗出现抗雄激素撤退综合征。经过长期的临床观察，有 30%～35% 的患者会出现这样的现象，而停药后 PSA 水平下降的持续时间长短不一，短的仅有 1～2 个月，长的甚至可达两年。

目前该现象的机制还没有完全阐明。有实验表明，当前列腺癌向激素非依赖期转变时，部分肿瘤细胞上的雄激素受体会发生突变。我们知道，在没有进行抗雄激素治疗前，前列腺癌细胞上的受体和睾酮结合后会导致肿瘤细胞的增殖和生长。而抗雄激素药品，虽然也能同雄激素受体结合，可是却没有这样促进发展的效果。但是，当一些雄激素受体发生上述的突变后，虽然由于抗雄激素存在，仍然无法和睾酮结合，而原先与他们能够结合，但没有活性的抗雄激素却能使这些突变的受体激活，进一步促进前列腺癌的继续生长，这也就导致了在治疗过程中，PSA 水平首先下降，此后便逐渐升高。

目前，虽然抗雄激素撤退效应机制不明，但是当该效应发生的时候，停用抗雄激素药物的确是一种可行的治疗方法，而另一种方法则是尝试换用另外一种抗雄激素药，这也是目前对激素非依赖性前列腺癌的一种处理手段。

127 什么是化疗？哪些患者需要接受全身化疗？

化疗是把抗肿瘤化学药物通过静脉注射、肌内注射、口服的方法输送入人体，这些药物可以杀死癌细胞或干扰癌细胞的生长。但是化疗在杀死癌细胞的同时，也会杀伤机体的正常细胞，因此需控制药物剂量使之足够杀死癌细胞，同时又能避免杀伤过多健康细胞。通常晚期前列腺癌化疗是为了遏制肿瘤继续发展，并且减少肿瘤伴随的疼痛和压迫等情况。当初始内分泌干预失效后，患者即进入"去势抵抗性前列腺癌"阶段，在这种情况下，当下正规的处理方式就是化疗。化疗作为一种干预手段，当下是接续内分泌后，去势抵抗性前列腺癌患者另外的拯救手段。服用化疗药品后，约有50%的患者在临床指标和自身感受都可获得很大好转。

化疗前必须明确患者机体的症状评分和健康程度是否足以耐受化疗；化疗前还必须看血常规、肝肾功能、心电图等，只有在这些指标都好的情况下才能接受化疗。

128 前列腺癌常用的化疗药物有哪些？

仅仅用一个药物对前列腺癌干预成功超过10%的化疗药物有：雌莫司汀、顺铂、依托泊苷、长春新碱、米托蒽醌、吉西他滨、紫杉醇和多西他赛。按照化疗的常规原则，通常需要至少2种化疗药物联合使用，以减少癌细胞对化疗产生耐药性。

目前最常用的化疗方案有：多西他赛结合泼尼松（强的松）、卡巴他赛结合强的松、多西他赛结合雌莫司汀、米托蒽醌结合泼尼松等。

对于前列腺癌，目前国际公认的第一化疗手段是多西他赛结合泼尼松（强的松）方案，是全世界范围内公认的前列腺癌首要化疗方案。方法是剂量为多西他赛 75 mg/m^2，每3周1次静脉滴注，结合泼尼松 5 mg，每天2次吃药，每21天为1周期。针对前列腺癌的罕见情况，如小细胞癌和神经内分泌癌，对化疗的反应较内分泌治疗更好，所以建议不使用内分泌治疗，尽早使用化疗，其首选方法是依托泊苷结合顺铂。

129 化疗的严重毒性和不良反应有哪些？

大体上看，化疗存在的缺点有骨髓抑制、肝肾功能损害、心肌损害、发热、过敏反应、皮疹、脱发、腹泻、便秘、恶心、呕吐、黏膜溃疡、乏力等，其中最危险的不良反应有骨髓抑制、肝肾功能损害、呕吐、腹泻和严重过敏反应。假设出现紧要的骨髓抑制，可能会继发感染（低白细胞血症）、继发自发性出血（低血小板血症）等，患者的生命健康将受到极大的危害。

前列腺癌的化疗虽然也有一定的副作用，但绝大多数没有想象中的那么严重，只要注意在化疗前充分评估、化疗后密切监测，一般都可以顺利地完成治疗。

130 中医治疗前列腺癌有哪些优势？

中医对前列腺癌的处理体现在与手术的结合和放疗的结合。前列腺癌根治术前予吃中药扶正，增加手术的切除率，增加患者的预防感染和细胞免疫。手术前抗癌可有效控制癌症，使癌细胞退行性改变及坏死，增强宿主的免疫力。

胃肠道反应是放疗的最常见并发症，结合中药有较好的改善效果。放射性损害初期情况有微循环停滞，血液流变学异常，细胞聚集性变多，具备凝聚浓的特点。血瘀是放射损伤的初期情况，可结合中药活血化瘀，使血行改善，放疗致人体虚损，结合中医药扶助正气。

痰湿瘀毒型（激素依赖性）：土羊蛇汤；肝肾亏虚、气滞血瘀型（非激素依赖性）：前列负阴方；气血亏虚、络阻气滞型（骨转移型）：前列芪凌方。

远处转移：骨、肺、脑（穴位敷贴、针灸、推拿按摩）。

第四章

预防和保健

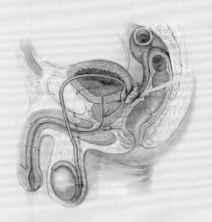

131 如何进行日常饮食保健，防范良性前列腺增生？

（1）注意清洁和卫生

男性阴囊与包皮处分泌物多，再伴随阴部潮湿，极易藏污纳垢，滋长细菌，使得前列腺增生出现的机会变多。所以，男士在日常时候要保持清洁和卫生，反复清洗外阴，维持外阴的清洁和干燥。

（2）避免阴部受寒

阴部感受寒冷，会造成交感神经兴奋，使得前列腺充血，导致出现前列腺增生。时刻给阴部保温，尤其在秋冬季，气温波动大，也不能持续在寒冷环境待着。

（3）注意饮食

男性要减少吃辛辣、刺激性食物，也不能过多烟酒。这些会使前列腺充血，出现排尿困难。日常要清淡饮食，通过粗粮、蔬菜、水果，确保维生素和纤维的需求量，防止排便不畅。

（4）按摩和保健

警惕前列腺增生，可自行对前列腺做一些按摩。躺床上对会阴、气海、关元等穴位做一些点按，能帮助局部血液循环，还有止痛、消炎的好处，加强相应机体抵抗力，防止前列腺增生。

（5）注意休息、多运动

很多男性患前列腺增生，是久坐、熬夜等不良的生活习惯造成的。所以男性要有足够的睡眠时间，不熬夜，多进行一些体育活动，促进身体的血液循环，不要久坐，看电脑久了要站起来走走，来防止出现前列腺增生。

（6）保持心情舒畅

切记悲观、忧色恼怒，避免由于情绪因素导致疾病进展。工作压力大也使得前列腺肿大出现的概率变大。中医医学认为，病由心生，长期心情抑郁，压力大心情紧张也会增加前列腺增生的进展。数据表明生活压力小了，心情缓解前列腺情况也好了，所以维持好的心情是很重要的。

132 如何进行日常饮食保健，防治前列腺炎？

持续医治，中途不能随意改变治疗措施，药物发挥作用也需要时间，刚开始见效需要 2 周以上，部分感染要 8～12 周。假如改变方案，可能会有菌群失调或产生耐药，使病不能根治。

规律性生活，该射精就射，不要总是手淫，不能随意进行性生活。

摆正面对前列腺炎态度，摆正心态，不要有压力，不能畏惧病情，致使头晕、记忆力下降、焦虑、多疑、失眠等情况。

保证喝水量和尿量，让大便顺畅，多以热水坐浴或热水袋热敷会阴。

不要烟酒和辛辣刺激性食物。

不要久坐和长时间骑车，适当的体育活动，以慢跑和下肢运动为主，不要剧烈运动。

133 预防前列腺炎的复发有何良策？

首先，造成慢性前列腺炎的原因很多，大多数非为细菌侵染出现，医学上称之为非细菌性前列腺炎。单纯使用抗生素疗效并不明显。尤其细菌引起的慢性前列腺炎，因为前列腺的脂质包膜的阻挡，药效不能去到想去的地方。加上支原体、衣原体侵袭或免疫力不足，假设一直吃抗生素就变成滥用抗生素的牺牲品，最终也不会得到有效的治疗。

其次，部分患者得病之后忽视，不进行医治，或者时间不足，没有治愈，在持续的炎症作用下，前列腺腺体内纤维化并出现小脓腔，腺体周围组织都是瘢痕而没有血管，阻碍血管类的药品成分发挥作用，这时候不仅达不到效果，也会留下后患。另外，部分患者前列腺里还出现了微小结石，药品难以把石头排出去，而结石把腺管堵住，也使得前列腺炎再现。

不良生活习惯也是诱因之一。部分患者只用药品，忽视了患病根本是人体免疫力和抵抗力的下降。日常不进行体育活动，不规律作息，恣情纵欲、熬夜、喝酒、吃辛辣食物等，最终造成难以治愈的情况出现。

另外，慢性前列腺炎患者中疗效不好者，绝大多数人是持续在不正规的诊所随便治疗，尤其是持续将一种昂贵的抗生素输液，逆行灌注及前列腺腺体内直接打进去，并且那些不良医生不能给患者正确的理解，甚至哄骗患者，最后还会形成患者心理的负担，耽误了最好的医治时机，出现不愿意看见的后果。

因此，在预防复发时应当注意，出现有下腹部及会阴部隐痛不适、双侧腰酸、尿道口滴白、畏寒发热等症状时要及时就医。要选择正规医院，不要病急乱投医，首选是泌尿科、男性科、前列腺专科、中医科，请专科医师仔细考虑情况，拿出最合理合适的办法。最后，患者要积极配合专科医师的治疗，正确的向医师反馈自己在治疗过程中的情况，不要一味地追求快速、彻底、根治。在治疗过程中以及平时要养成好的生活习惯。在治疗方式上，传统的前列腺按摩、热水坐浴、性生活规律化、忌酒忌辣、防止便秘等都是很好的；微波、射频、离子导入等治疗仪器丰富了治疗手段，也起到了一定作用；对药物治疗效果不明显，或者有严重情感障碍的患者，应进行心理辅导，以减轻患者对疾病的恐惧。

134 如何调整慢性前列腺炎患者的心理？

20～45岁是集中发病的年龄，是男性一生中的性活跃期。慢性前列腺炎不易处理，易再现，会出现性功能障碍导致不育的可能，故病后患者内心十分困扰，尤其伴有性功能障碍时，对患者信心有很大打击。因此，心理症状组成了临床症状中一个重要的成分。研究发现，单纯药物治疗占很大比例，综合治疗也只是将理疗、局部治疗、尿道灌药等综合起来，虽然优于单纯的药物治疗，但如果再加上必要的精神药物及正确的心理辅导，适当的行为改变，对患者的心理有很大的帮助。

部分患者因抑郁、恐惧、焦虑心理而一直没有性生活，使得前列腺液持续存在，使得临床症状恶化。部分患者对自身疾病不了解，对疾病的干预丧失信心，引发阴茎无法正常勃起、早泄等情况。部分医护人员过分片面强调后遗症，更加重了患者的心理障碍。

慢性前列腺炎患者阴茎无法正常勃起与前列腺炎是否存在联系，对于阴茎勃起的神经-血管功能也无法造成侵犯，多数患者是心理导致阴茎勃起功能障碍而非真的不能勃起。而射精早和时间短，则大概是炎性刺激对前列腺的刺激引起的。通过正规的药物治疗和辅助治疗，对症状起到缓解，早泄症状也可以得到改善。另外，患有前列腺炎时，支原体、衣原体感染及细菌内毒素确实让精子活力降低，形状改变的多，使得无法正常受精，考虑到这些大概会导致不育，不等于患者真的不能生孩子。况且睾丸发育不佳、输精管道堵住、抗精子抗体产生、精索静脉曲张及性功能障碍往往才是引起男性不育的原因。仅仅由于慢性前列腺炎出现的概率很小，即使婚后未能自然受孕，借助于目前人工授精、试管婴儿的技术也可以不必为生育担忧。

所以，慢性前列腺炎患者应该丢掉心中的压力，勇敢面对疾病，养成良好生活习惯，坚持正规药物手段和物理治疗，同时婚后规律的性生活，也可以起到药物治疗所不能达到的效果。

135 前列腺定期保健：前列腺按摩

前列腺按摩在临床应用时间已经较长，通过定期的前列腺按摩，可以使前列腺内部因为炎症而排泄不畅的线管得以疏通，同时也起到促进前列腺液排出的作用，同时伴随大量的炎症及炎性介质的致病菌排出。对部分患者经定期的前列腺按摩可以加快少量炎症消退和吸收，缓解会阴部症状，帮助慢性前列腺炎的治疗和康复。尤其对于性活动次数少但是前列腺液蓄积下来者，是综合治疗慢性前列腺炎的手段之一。按摩之后，患者就把尿液排空，使得尿道内的炎性分泌物和尿液一起出去，减少对尿道的影响，一般每周2～3次，持续2个月左右。随着治疗的情况来改变按摩的次数和时程。

前列腺按摩的禁忌证：急性前列腺炎和慢性前列腺炎的急性发作期不能做前列腺按摩，会造成炎症渗出，为了确诊前列腺炎而做前列腺液检查，在临床工作中反而导致感染扩散，个别患者甚至发生了菌血症；考虑是前列腺结核、肿瘤的患者不能按摩，以防止结核局部扩散和肿瘤远处转移；患者合并有肛肠疾病，如严重的痔疮、直肠息肉等，行前列腺按摩治疗可能会导致出血、感染等并发症；对前列腺已经钙化的患者及腺体内出现小结石的患者，做前列腺按摩基本无效且有加重病情的危险，一般不行按摩治疗。

慢性前列腺炎患者应及时正规医院就诊，接受专科医师制订的包括前列腺按摩、药物治疗、物理治疗在内的综合治疗方案，并且在日常养成良好习惯，能够早点消除病情。

136 前列腺癌患者为什么要坚持随访？

坚持随访有利于医生对患者的病情持续的了解，以便根据病情的不同变化阶段及时调整治疗方案。

坚持随访有利于患者了解最新的有关前列腺癌的资讯，定期将自己心里的疑惑与医生探讨。

坚持随访有利于为患者争取治疗肿瘤的时间，如果通过检查显示血清 PSA 值的升高，可以在第一时间发现疾病的进展，为患者预留足够的时间考虑下一步治疗方案。

137 前列腺癌患者该如何随访？

密切监测血清前列腺特异抗原（PSA）水平，术后患者血清 PSA 值应低于 $0.2～0.4 \, ng/mL$，若升高，应考虑转移或复发的可能。

每月检测肝功能，因为抗雄激素药物如比卡鲁胺、氟他胺等对肝脏有一定的毒性和不良反应。

每半年至一年，做同位素骨扫描、B 超、胸部 X 线等，检测有无骨、肺、肝转移。

138 患了前列腺癌以后，应如何保持良好的心态？

一般患者得知自己病情后，会苦恼，出现失败感，甚至动了轻生的念头。

医生应帮助患者及家人解答他们的疑惑，制订合理的治疗方案，重新把握生活；

患者应该参与进前列腺癌患者自行组织的俱乐部或"沙龙"，互相开解，给彼此打气，吸取经验；

多与大自然接触，享受生活，去各地旅游散心，走遍祖国的大好河山，呼吸山林新鲜的空气，调整心情。

139 前列腺癌患者的生活习惯该如何改善？

维持健康的体重，让体质指数（BMI）不超过 30，体质指数＝体重 / 身高 ^{2}（kg/m^2）。

坚持适量的体育锻炼，保持适当的运动强度。

选择以植物为主的饮食，要保持每天水果和蔬菜有 7～9 餐，糖和盐的摄取要控制，富含纤维素的东西要多吃，一天要有 30 克。

不吸烟，不酗酒。

脂肪的摄取不能多，不能大于整体热量的 20%。

避免垃圾食品，不要吃含有饱和脂肪的东西。

多食鱼类。

豆制品一天要吃 1～2 次，如低脂豆奶、豆腐、豆类蛋白粉等。

补充足量的钙质和维生素 D，来防止骨质疏松。

140 体育锻炼对前列腺癌患者的意义如何？多大的锻炼强度比较合适？

医生觉得，1 周运动 3～4 次，每次 30 分钟，消耗要达到个人最大体能的 60%～70%。保持体格锻炼有助于控制体重、保存肌肉、保持骨骼健壮、降低心脏疾病，保持人体良好的平衡能力，促进睡眠，减少焦虑。运动方式如锻炼力量（如单骑、背重物等）；有氧锻炼有快速步行、跳舞、徒步观光、游泳和慢跑等；轻度的锻炼方法有跳舞、快速步行上下班、清扫房间等；中等强度的方式有打 30 分钟羽毛球、打 15～20 分钟篮球、游泳 20 分钟、划船 30 分钟或者在 15 分钟内跑 2 km。但是无论是什么样子的运动，一定要持续不断的去做才会有长久的获益。

141 老年男性如何避免前列腺癌的危害？

应避免高脂饮食，多进食与抗癌相关的食物如绿茶、番茄、石榴等，可以降低前列腺癌的患病风险；

保持良好的生活作息，少吸烟，少酗酒。

142 何进行日常饮食保健，防治前列腺癌？

大量数据表明，高脂饮食是前列腺癌发展的一个诱因，许多奶制品的摄取也加大了其发病的风险，牛肉和高脂奶制品同样有这个作用；而水果和蔬菜及低脂饮食却能够降低其中的风险性，如大豆（豆腐和豆奶）、西红柿、石榴、绿茶、红葡萄、草莓、蓝莓、豌豆、西瓜、迷迭香、大蒜和柑橘等。

大豆中的植物雌激素，作用近似于女性的雌激素，植物雌激素通过日常食用（正常食物中具备的雌激素，不是补充剂量）是能够减少前列腺癌的出现的。

绿茶中有许多抗氧化剂，能够发挥效果的是茶多酚和儿茶素化合物。这些物质对不少致癌物具有明显的抑制作用，如黄曲霉毒素、苯并芘、香烟致癌物、氨基酸裂解产物等致癌物，氧化剂可以克制细胞的恶性转变，起到维持细胞结构和降低细胞损害的作用，进而克制癌变的进程。

鲑鱼、金枪鱼、沙丁鱼、鲱鱼等有很多 Omega3 脂肪酸，这种脂肪酸对心血管和癌症的防范都是有着很大的帮助。

维生素 E 是一种自由基清除剂，对吸烟人群预防前列腺癌有意义，目前是否对前列腺癌有预防作用还没有一致性的结论，但不会增加前列腺癌的发生的风险。维生素 E 丰富的有杏仁、榛子、花生、植物油（橄榄油）、麦芽精、全谷物、菠菜及其他绿叶蔬菜。当然，也可以额外吃维生素 E 胶囊，建议的剂量是每天 50～100 IU。

矿物质对人的生命历程有着极为特殊的意义。仅仅人体内就有不下 60 种，有 22 种单凭自身无法生成并且不可缺少的，这些也只能够通过外界的食物或补充剂达到需求。其中硒是很关键的抗氧化剂，研究证实其能够抗癌，把前列腺癌出现的可能性降低 70%，必要时摄取多一点。食物中的硒见于动物肝脏、海产品、整粒的谷类、牛奶和奶制品、蘑菇、大蒜和芦笋，癌症预防量为每天摄入 100～200 μg。锌可以使机体创伤恢复，帮助细胞繁殖，抵抗自由基，白瓜子内含人体必需的锌元素，成人每天的必需量是 15 mg。锌不足会影响免疫力，但当下也没有数据证明它可以减少前列腺癌的出现。

最新数据显示，大家广泛喜爱的深红色石榴汁对前列腺癌是有帮助的。其中有很多的抗氧化剂，也正是这些使得水果和蔬菜具备了特殊的色彩，对于形成癌症或其他疾病能够起到一些克制效果。最新数据表明，每天喝 1 杯石榴汁对延长前列腺癌患者的恶性肿瘤细胞的进展有很大的帮助。每天要求喝 1 杯石榴汁（225 mL）的前列腺癌患者就发现了很明显的效果——PSA 值在 4 年多的时间中仅仅增多了 1 倍，同时以石榴汁辅助治疗效果非常明显，患者也没有什么特别的不舒服。

番茄红属于类胡萝卜素（植物有各种各样的颜色就靠它），也可以预防出现前列腺癌的可能。西红柿里番茄红素丰富，但是必须吃煮熟的西红柿，例如番茄酱、番茄汁、意大利面条等对于前列腺癌的预防才能有帮助，单纯的西红柿果汁是不能对前列腺癌起到任何的帮助的。西瓜、粉色葡萄柚、木瓜和杏子里面也富含番茄红素。番茄红素补充剂相对较为昂贵，所以还是食物里获取番茄红素比较经济实惠。

143 低脂饮食如何实现？

　　过多的脂肪使得前列腺癌更容易出现。因此对于前列腺癌患者如何合理的控制饮食，实现低脂饮食显得尤为重要。我们要首先不吃油炸和油煎食物，然后吃很小的肉（和巴掌一样，特别是红肉），之后降低黄油、人造奶油和冰激凌的摄取，多吃蔬菜、大豆、全麦面包等是最佳选择。仔细分析当天的营养配比，看食品中所含的营养，低脂肪的食品作为饮食的首选。如果经常这样做，很快就会形成筛选有益食品的良好习惯。

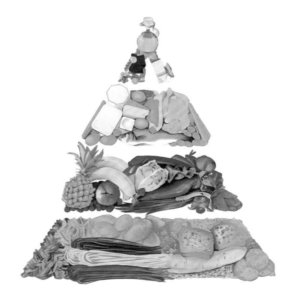

图 4-1　低脂饮食金字塔